女性が医師に「運動しなさい」と言われたら最初に読む本

The First Guide to Medical Exercise for Women

フィジカルトレーナー
中野ジェームズ修一［著］
Shuichi James Nakano

慶應義塾大学医学部
スポーツ医学総合センター
伊藤恵梨［監修］
Eri Ito

日経BP

はじめに
――女性の健康にとって〝最大の敵〟とは何か？

誰もが「運動は健康にいい」ということを知っています。

そして、誰もが「健康のために、時間を作って運動したほうがいい」と思っています。

でも、仕事が忙しい、どうやって運動すればいいのか分からない、などの理由から二の足を踏んでしまい、運動を始められない人はとても多いでしょう。

そんな人たちが、健康診断などで医師に「運動しましょう」と言われたときに何をすればいいのかをまとめたのが、**『医師に「運動しなさい」と言われたら最初に読む本』**という私の前の本でした。

その本は、男女どちらでも読んで参考になるように書きましたが、どちらかと言えば、「仕事で忙しい男性のビジネスパーソン」を想定読者としていました。

ところが、ふたを開けてみると、**読者は男性が４割、女性が６割だったのです。**

おそらく、女性のほうが健康に対する意識が高く、医師に「運動しましょう」と言われたときも、真面目に「運動しなきゃ」と思う人が多いのでしょう。

そこで、今度は**女性に向けた本**を書くことになりました。

それが、あなたが今、手に取っている、この本です。

女性を対象にした本を書こうと思った理由は、女性ならではのニーズがたくさんあるからです。

それは、女性がなりやすい病気や、女性にとってやりやすい運動の方法がある、ということだけではありません。

女性が健康のために運動する際に、それを阻む〝**最大の敵**〟があるのです。

それは何でしょうか？

まず、**女性は男性に比べて、運動習慣のない人が多い**、という事実です。つまり、運動に慣れておらず、「運動しましょう」と言われても、何をどうすればいいのか戸惑ってしまう人の割合が多いのです。

「そんなはずはない、街の中にはランニングやウォーキングをしている女性があふれてい

運動習慣のある人の割合

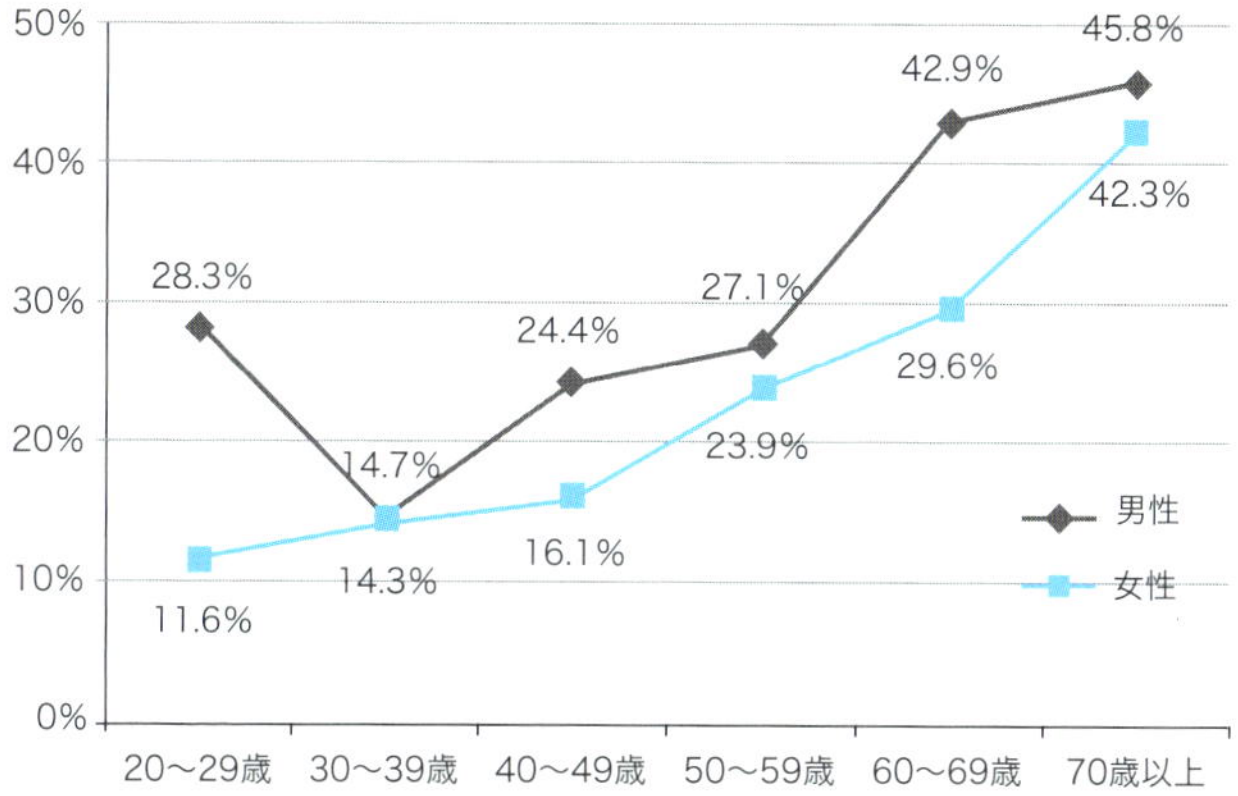

出典：厚生労働省『国民健康・栄養調査』（2017年）

るじゃないか」と思うかもしれません。

スポーツクラブだって、ダンスやヨガだけでなく、マシンを使って筋力トレーニングをしている女性も多く見かけます。

ですが、運動習慣のない女性の割合が多いというのは、まぎれもない事実です。

グラフを見てください。これは、厚生労働省が発表した『国民健康・栄養調査』にある、「運動習慣のある人の割合」のグラフです。

なんと、女性は**20代では11・6%**の人しか運動習慣がないのです。

30代では14・3%、40代では16・1%、50代ではようやく23・9%に上昇します。いずれも同世代の男性よりも低い値です（ここで「運動習慣がある」とは、週2回以上、1回30分以上の運動をすることを指します）。

つまり、健康意識が高く、積極的に運動しようという女性は少なくないものの、大多数の女性は、習慣的に運動しているわけではないのです。

なかには、これまで学校の体育の授業以外、ほとんど運動したことがないという女性もいるかもしれません。

これでは、医師に「運動しましょう」と言われても、何をすればいいのか分からず、途方にくれてしまう人が続出しても仕方がありません。

そして、女性の健康を阻むもうひとつの〝敵〟は、**女性には筋力不足の人が多い**という事実です。

もし、「自分には十分に筋力があると思いますか？」と質問されたら、かなり多くの女性が「ありません」と答えるでしょう。

ひょっとしたら、大多数の女性は「自分には筋力が必要だ」と思ったことがないのかもしれません。一度も筋力トレーニング（筋トレ）をしたことがないという人すらいるはずです。

ですが、**女性の不調の多くは、筋力不足が原因**であり、不調を治すためには、自分で筋力をつけていく必要があります。**肩こり**や**脚のむくみ**も、筋力不足のままでは根本的な解消にはならず、繰り返し再発してしまいます。女性に多い**皮下脂肪型肥満**でも、筋肉量が少ないままでは、効率のよい脂肪の燃焼は期待できないのです。

「筋トレなんて……」と思わずに、筋力不足を解消することこそが、健康になるために非常に重要なことなのだと言えるでしょう。

この本の中では、運動習慣を身につけ、運動不足を解消することと、筋力不足を解消することの大切さを、繰り返しお伝えすることになります。

継続的に運動したり、筋トレしたりすることなんて、自分には無理だと思っている女性も、少なくないでしょう。

気持ちは分かります。でも、女性が抱える様々な体の不調、そして、女性がなりやすい様々な病気に、運動不足と筋力不足が関係しているのです。そのことは、何度強調しても足りないぐらいです。

そして、忙しくて運動する時間がない、あるいは、どうやって運動すればいいのか分からないという方のために、短い時間で効率よく運動するコツや、効果的な運動方法についても、なるべく分かりやすくお伝えしていきたいと思います。

本の内容が正確になるように、慶應義塾大学医学部スポーツ医学総合センターの医師である伊藤恵梨さんに監修をお願いしました。

また、出産前後の運動についてのパートは、同センターの医師、田畑尚吾さんにアドバイスをお願いしました。

この本を通じて、ひとりでも多くの方が運動を始めて、自分の体を自分でよくするための一歩を踏み出せたら、こんなにうれしいことはありません。

中野ジェームズ修一

目次

女性が医師に「運動しなさい」と言われたら最初に読む本

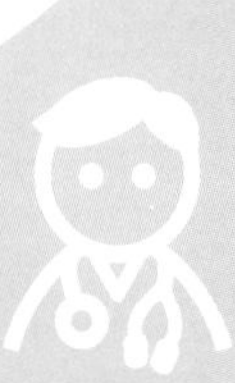

目次

はじめに
――女性の健康にとって〝最大の敵〟とは何か？……1

第1章 「健康」になるためには「筋肉」が必要だった！……17

「1日1万歩」「軽い筋トレ」を続けても成果は出ない理由
皮下脂肪型肥満 脂肪を落とすためにはまず筋肉を増やすのが近道
【皮下脂肪型肥満対策 下半身の筋トレ】
【皮下脂肪型肥満対策 ステップ台エクササイズ】
やせている人こそ筋肉を増やして健康に！
ロコモティブシンドローム 筋肉量が少ないと若くてもロコモ予備軍!?
【ロコモ対策トレーニング】
骨粗鬆症 ダイエットのやりすぎで骨粗鬆症予備軍が急増！
【骨粗鬆症対策エクササイズ】
「粗食」と「断食」では健康にならない？

ヨガだけで運動になる!? 理想は筋トレと有酸素運動も
■コラム ■「下腹だけぽっこり」の人は子宮筋腫・卵巣のう腫かも？

第2章
「肩こり」は動的ストレッチと筋トレで解消！……75

肩こり
マッサージに行っても根本的な解決にはならない！
【肩こり対策 動的ストレッチ】
【肩こり対策 肩周りの筋トレ】
■コラム ■「低血圧」や「貧血」が原因の肩こりにも注意！

第3章
「脚のむくみ」も筋力不足が原因だった！……93

脚のむくみ
運動で脚のむくみをとってスッキリしよう！
下肢静脈瘤や心臓・腎臓の病気が原因のことも！
【脚のむくみ対策エクササイズ】

第4章
「自律神経の乱れ」を整えるには？……111
自律神経の乱れ
自律神経のトラブルは仕事を減らしても治らない？
【漸進的筋弛緩法】

第5章
更年期にはどんな運動をすればいい？……125
更年期症状
ホルモンの大きなゆらぎが心身に様々な症状を起こす

第6章
出産前後はどんな運動をすればいい？……135
「妊娠中は運動NG」はもう時代遅れ？
■コラム■　運動すれば子宮がん・乳がんを予防できる？

第7章
体が硬い人はストレッチしたほうがいい？……145
「前屈ができない＝体が硬い」は思い込みだった！
動かしやすい部位のストレッチだけで満足するのはNG！

目次

第8章 健康的にやせるための運動・食事とは？……165
筋肉を伸ばすだけのストレッチは準備運動にならない？
お腹や二の腕の「部分やせ」は本当にできる？
筋肉をつけるためにはたんぱく質と糖質！

第9章 年々感じる「体力の衰え」の正体とは？……177
楽をして体力が落ちる…という悪循環から抜け出そう
イメージ通りに体が動かない…年を取ると衰える「巧緻性」って？

第10章 Q&Aで学ぶ運動の「お悩み」解決……191
Q 筋トレをしたら脚が太くならないか心配です
Q ひとつ遠い駅から歩いていますが、やらないよりはよいですよね？
Q 運動すると疲れてしまうのが嫌です
Q 運動すると膝が痛くなってしまいます
Q 食後に運動しないほうがいいですよね？

皮下脂型
肥満対策
下半身の筋トレ

第1章
P30

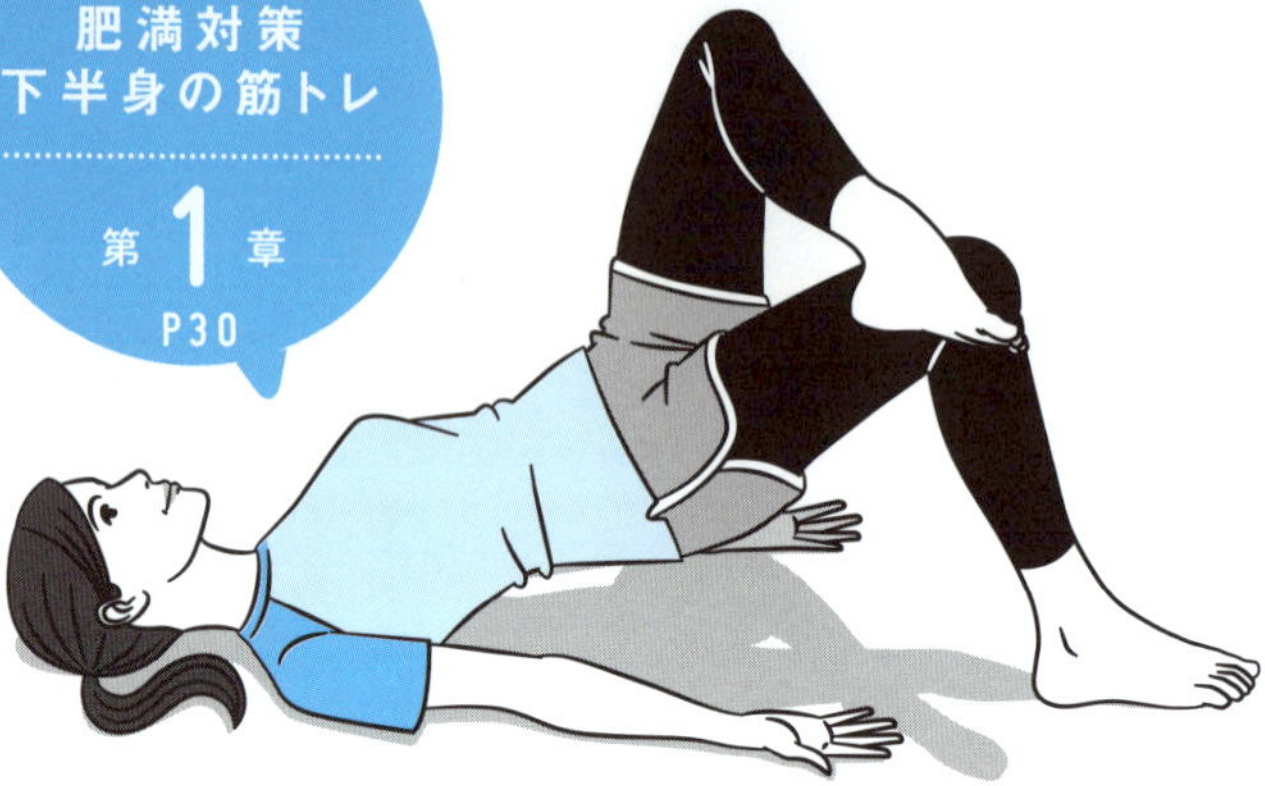

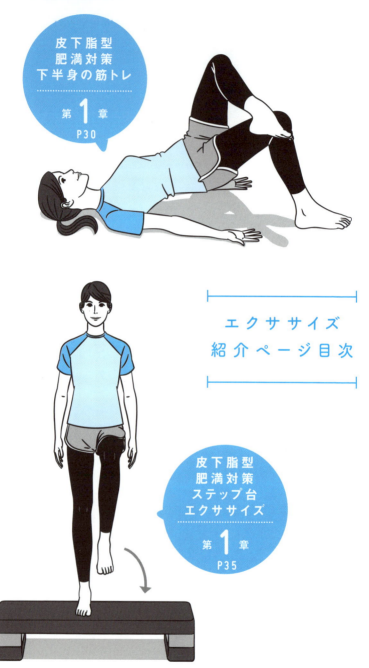

エクササイズ
紹介ページ目次

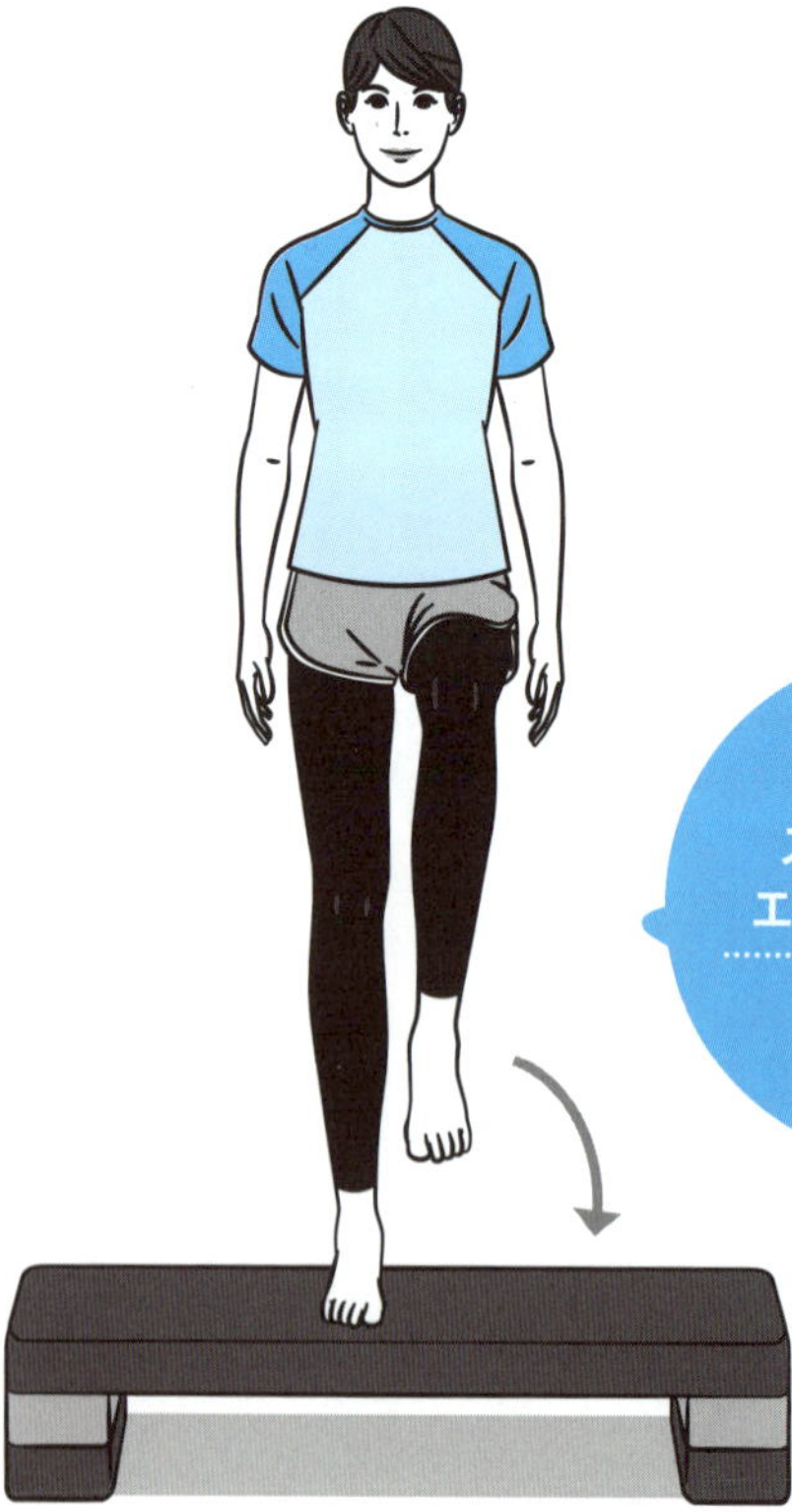

皮下脂型
肥満対策
ステップ台
エクササイズ

第1章
P35

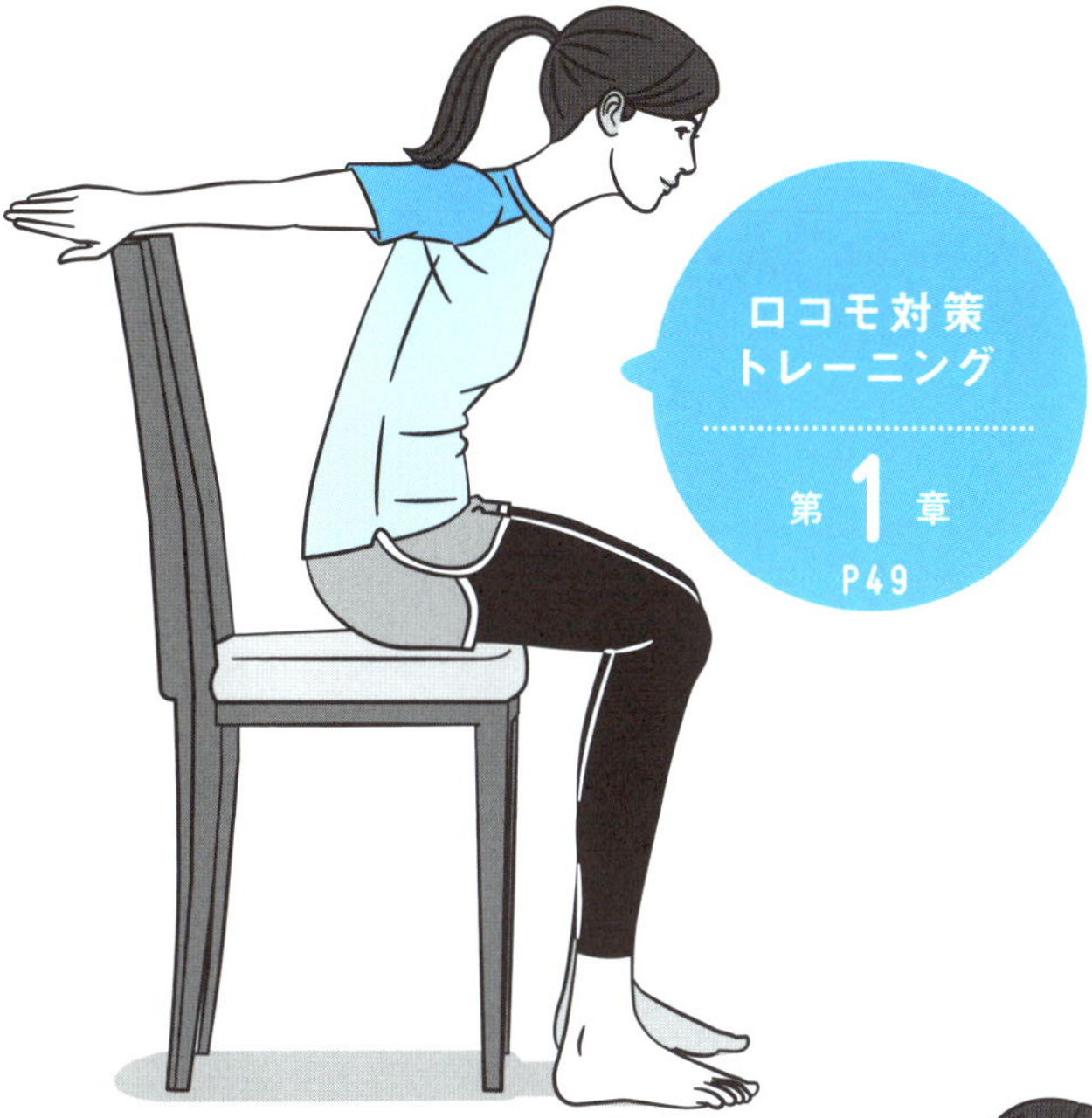
ロコモ対策
トレーニング
第1章
P49

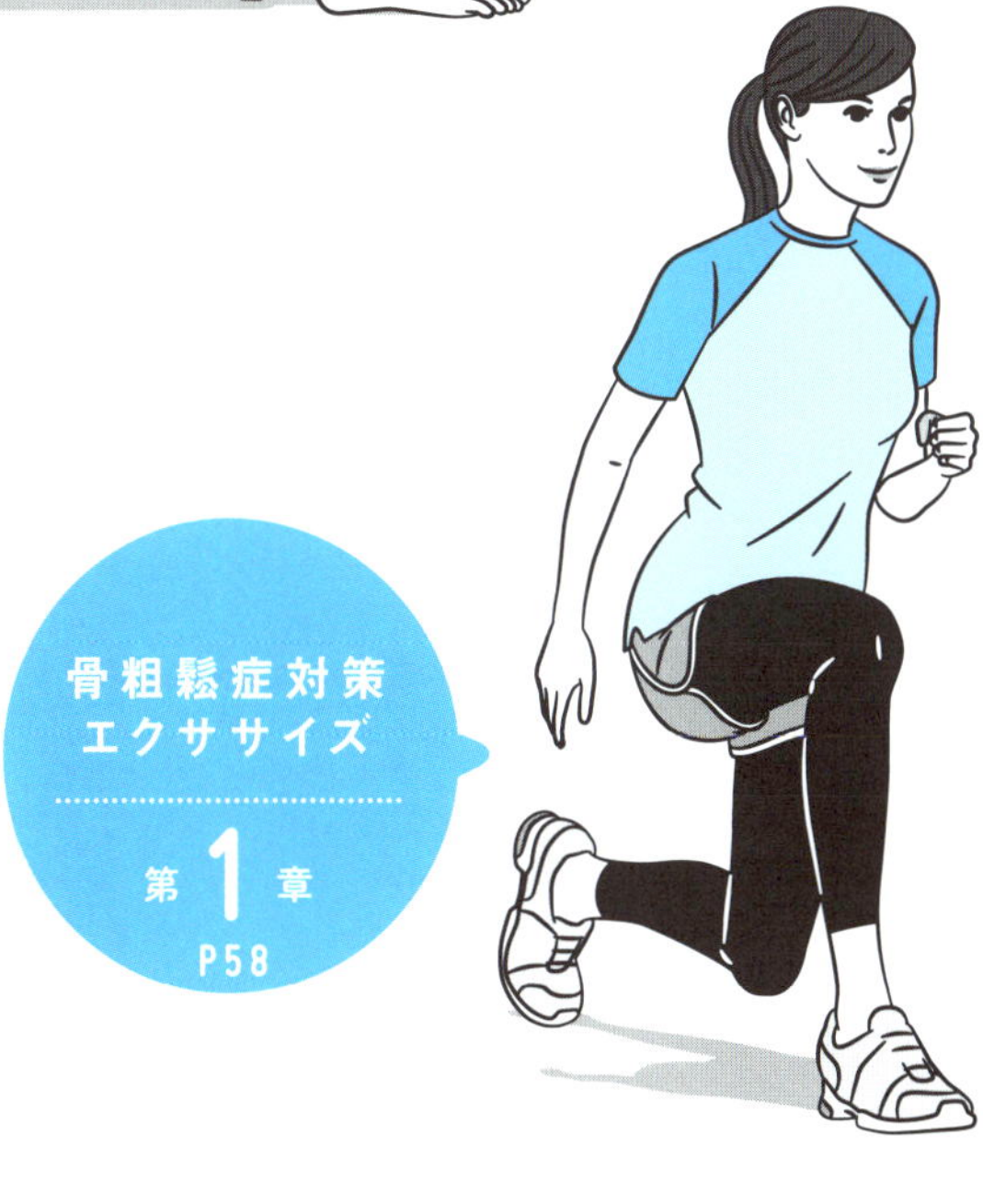
骨粗鬆症対策
エクササイズ
第1章
P58

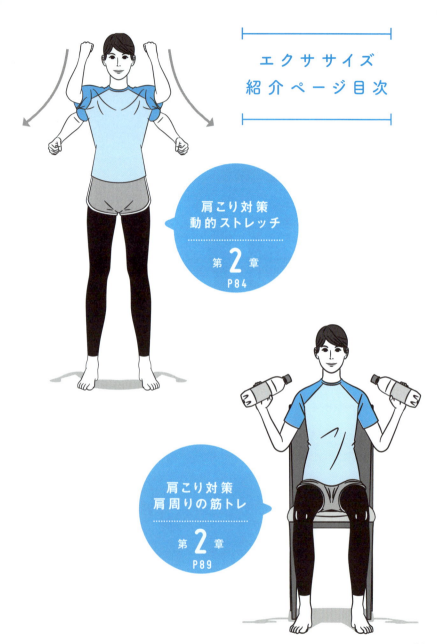

エクササイズ
紹介ページ目次

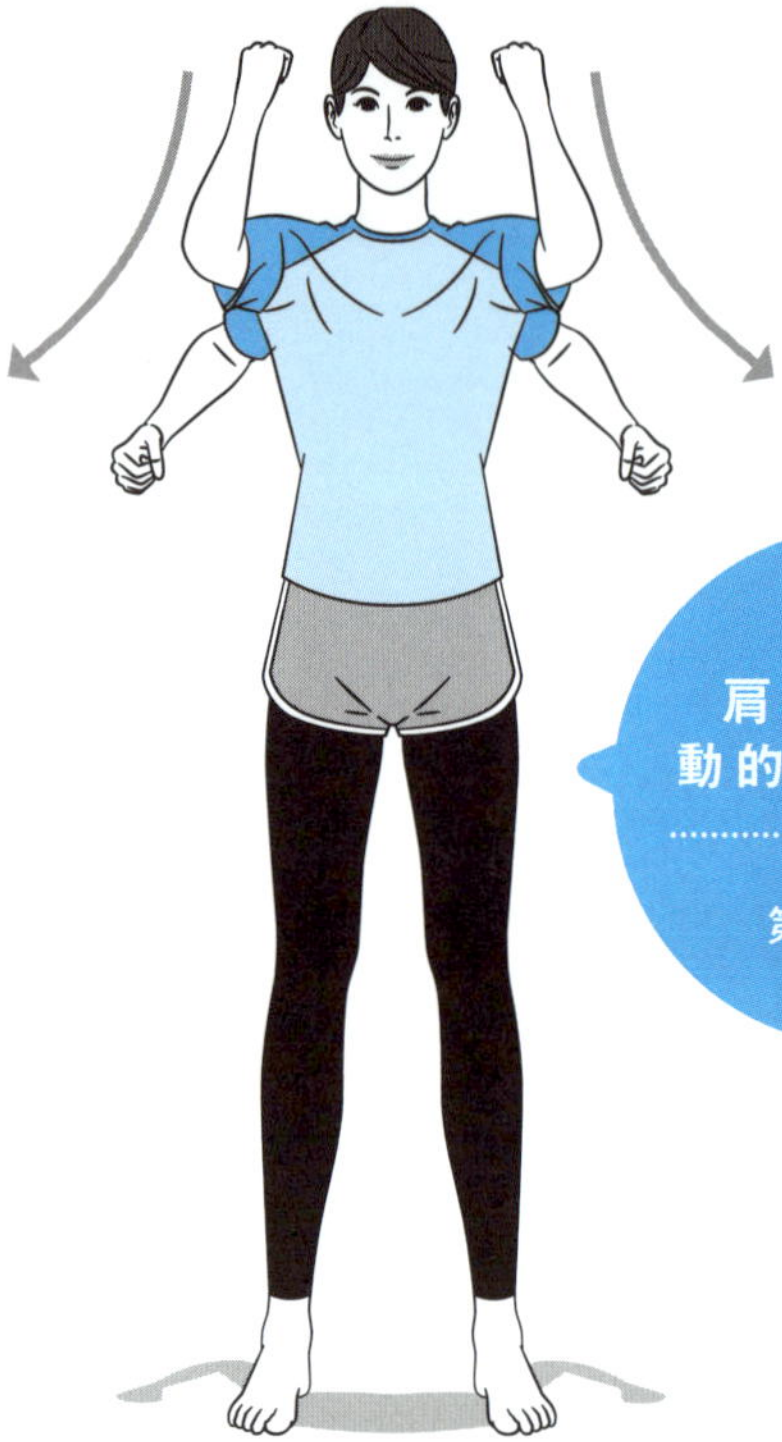

肩こり対策
動的ストレッチ
第2章
P84

肩こり対策
肩周りの筋トレ
第2章
P89

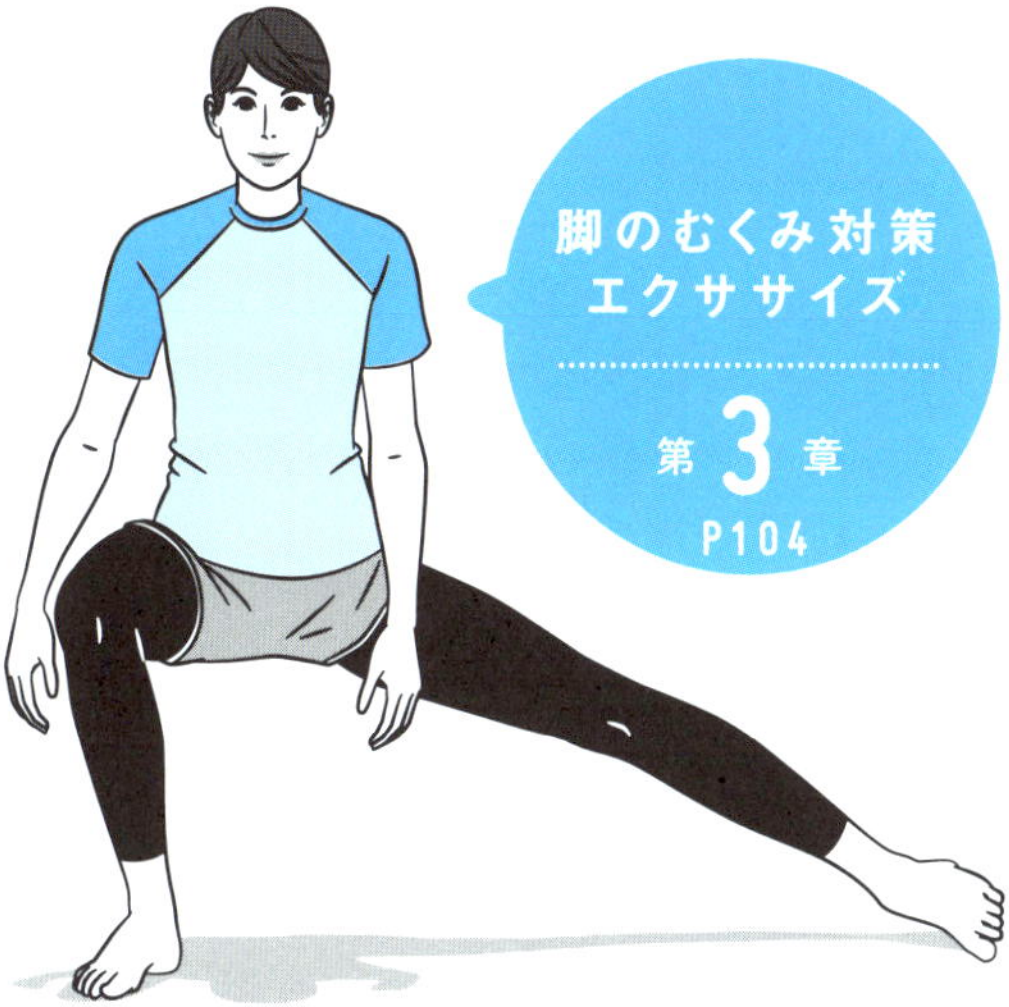

脚のむくみ対策
エクササイズ

第3章
P104

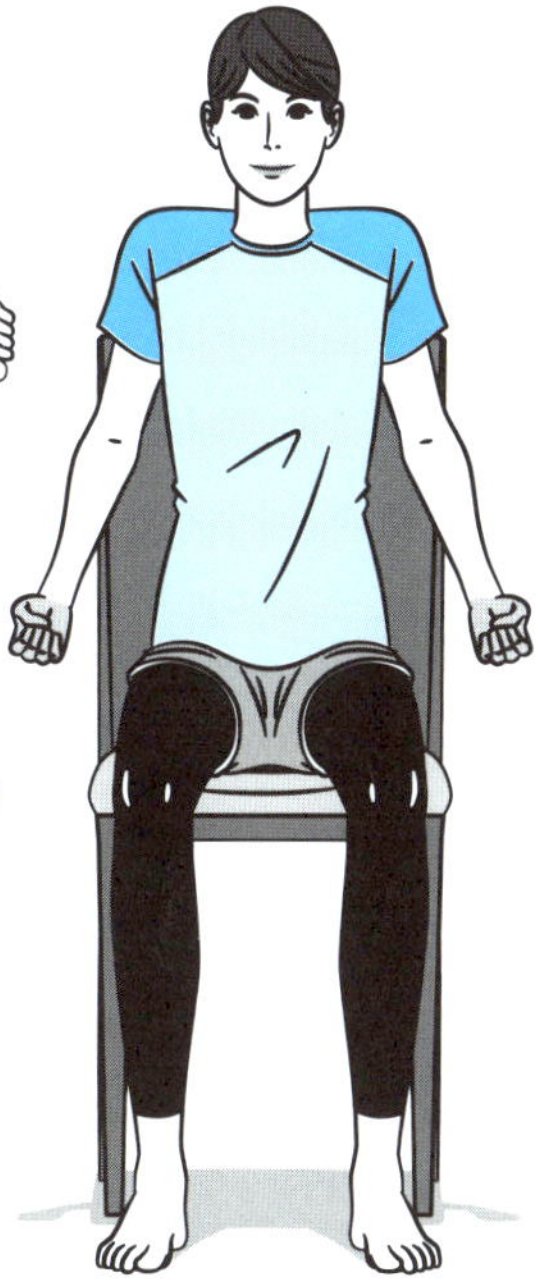

漸進的
筋弛緩法

第4章
P120

本書の読者の特典！
スマホ・Webで見られる
エクササイズ解説動画

https://nkbp.jp/naka2
ID gooday　PW 19071946

上記のURLにアクセスし、ID（ユーザー名）とPW（パスワード）を入力して解説動画をご覧ください。

第1章

「健康」になるためには「筋肉」が必要だった！

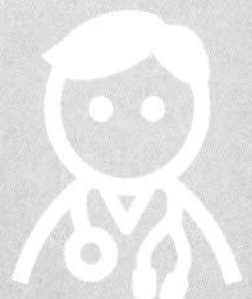

「1日1万歩」「軽い筋トレ」を続けても成果は出ない理由

運動が健康にいいことは誰もが知っています。

肥満を解消して生活習慣病を予防したり、寝たきりを避けるために足腰を鍛えたりするためにも、日常的に運動したほうがいい、とほとんどの人が思っているはずです。

しかし、だからと言って、誰もが効果的な運動をできているわけではありません。

「仕事が忙しくて時間がない」「まず何をやればいいのか分からない」などと、運動を始める前の段階で止まってしまっている人もいるでしょう。

そして、思い切って一歩踏み出して運動を始めてみたものの、成果が一向に感じられないという人はとても多いのです。

運動しているはずなのに、思ったようにやせられない、健康診断の数値が改善しない、階段を上ると息が上がってしまう……。

なぜこのようなことになるのかというと、多くの人が「**運動してるつもり**」になっているからなのです。

世の中には、たくさんの健康情報があふれています。「ひと駅前で降りて歩きましょう」とか、「家事をするときに動きを工夫すると筋トレになります」などはよく聞くでしょう。でも、ひと駅分歩いたり、家事のついでに筋トレをしても、運動強度が低すぎて、「運動の目的」は達成できないのです。

もちろん、ひと駅分歩くことに、全く効果がないわけではありません。私たちが運動する目的は様々です。ストレスを解消したり、全身の血行をよくして新陳代謝を促すのなら、運動強度の低い〝ゆるっとした〟ウォーキングや筋トレでもいいかもしれません。

ですが、**肥満**の解消や、**生活習慣病**や**ロコモティブシンドローム**（運動器症候群）の対策、健康診断の数値の改善が目的なら、強度の低いウォーキングや筋トレをただ続けるだけでは効率が悪いと言わざるをえません。

忙しくて時間がない人ほど、運動強度を上げる必要があります。強度の低い運動をちょろっとやっても、それは「運動してるつもり」であって、成果は得にくいのです。

「筋肉がつかない」運動はいくらやっても意味がない!?

適度に強度があり、成果が出せる運動とは、どのようなものでしょうか?

それは、**筋肉がつくかどうか**がひとつの目安になります。〝ゆるっとした〟運動では、全身の血行はよくなるかもしれませんが、筋肉はあまりつきません。

実は、「健康のためには筋肉が重要である」ということが、最近ますます言われるようになってきています。

人間の筋肉量は、20〜30代をピークに、特に下半身を中心に低下していきます。30代以降は年間およそ1%ずつ低下するという研究もあります。つまり、何もしないでいると、筋肉量は減っていく一方なのです。

筋肉量が減っていくと、どのようなことが起こるでしょうか。

例えば、要支援・要介護(寝たきり)になった原因の約3割が「**運動器の機能低下**」だと考えられています。運動器とは、筋肉や骨、関節など、身体運動に関わるものの総称です。つまり、筋トレで筋肉量をキープし、足腰を鍛えて、体がちゃんと動くようにしておくことが、寝たきりの予防になるということです。

また、**認知症の予防**のためにも筋トレが効果的であるという研究もあります。「運動不足」はアルツハイマー型認知症のリスク因子であり、筋トレや有酸素運動などで筋肉を刺激し、血流を促すことで、脳の活動性が高まり、認知症の予防につながる可能性がある、と言われています。［Ann Intern Med. 2018;168(1): 30-38.］

とはいえ、寝たきりや認知症の予防のために筋肉をつけようと言われても、「ずいぶん先の話だな」と思うかもしれません。

しかし、20代、30代のうちから筋肉をつける運動をしたほうがいい理由は、ほかにもたくさんあるのです。

ひとつ例を挙げましょう。それは、肥満を解消するための運動です。

軽い運動でも、汗をかけばやせられると思っている人は多いかもしれませんが、必ずしもそうではありません。

世の中には、やせようと思って、厚着でランニングをしたり、サウナやホットヨガなどでたっぷり汗をかこうとする人がいます。

やせるためにも「まず筋トレ」

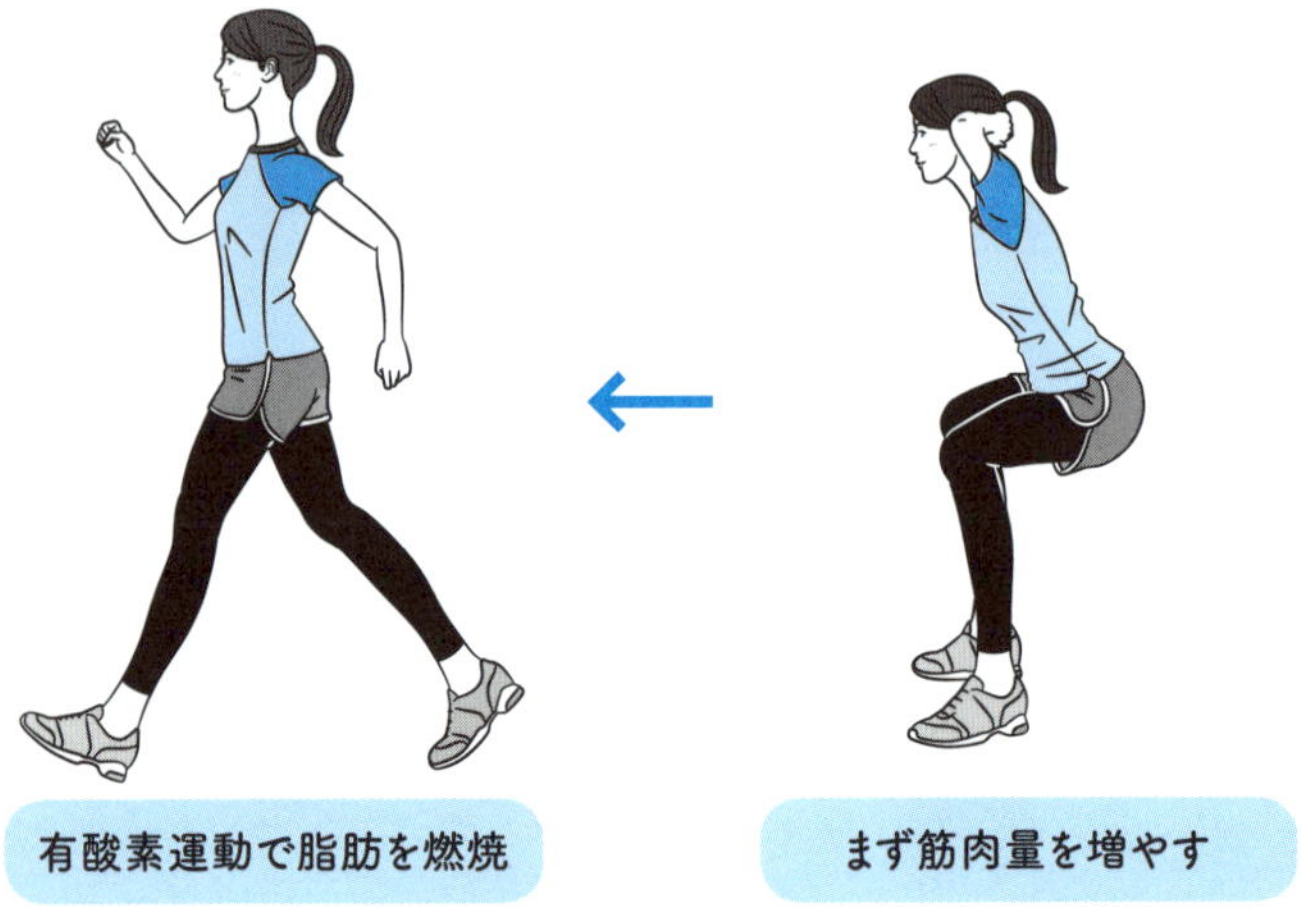
有酸素運動で脂肪を燃焼
まず筋肉量を増やす

減量のための運動でも、まずは筋トレで筋肉量を増やし、それから有酸素運動で脂肪を燃焼させたほうが効率がよい。

汗をかいた分だけ脂肪をたくさん燃焼できるというイメージがあるのかもしれませんが、かいた汗の量と脂肪の燃焼量は決して比例しないのです。

汗をたくさんかいた後に体重を測って「減った！」と喜ぶ人がいるかもしれませんが、それは水分が体から出ていっただけ。過剰に汗をかけば軽度の脱水症状となって、心臓などに負担がかかる場合もあります。

女性だと、「運動しよう」と思ってホットヨガを始める人も多いですよね。もちろん、心身をリフレッシュさせるにはいいのですが、高温度の室内では長時間運動できませんし、消費カロリーもそれほど高くありません。運動強度も低めなので、あまり筋肉はつかないでしょう。

脂肪を燃焼させるための運動と言えば、多くの人が思い浮かべるのが、ウォーキングやランニングなどの「**有酸素運動**」です。しかし、筋肉量が少ない状態で有酸素運動をやるよりも、まず筋トレをして筋肉をつけたほうが〝近道〟なのです。筋肉が増えると基礎代謝が上がり、その分、脂肪の燃焼も多くなります。

また、糖尿病を予防・改善するためにも、筋肉量を増やして糖をたくさん消費しやすい体にすることが大切です。生活習慣病対策としては、有酸素運動と筋トレをセットでやることが、とても重要なのです。

「1日1万歩」だけを続けても成果が出ない理由

ほかにも、よくある健康情報として知られているのが「1日1万歩を歩く」です。

実際に1日1万歩を歩き、それをずっと続けていくのはスゴイことです。

ところが、「1日1万歩を続けているのに、成果が上がったような気がしない」という人は少なくありません。なぜでしょうか？

いつも同じ時間をかけて、同じコースを歩いているのであれば、運動負荷が変わらないので、1万歩を歩いたとしても、筋肉は増えないのです。

あとで詳しく説明しますが、歩くスピードを上げたり、コースを変えて負荷を上げないと、運動の目的は達成できないでしょう。

それに、1万歩をウォーキングで歩くとなると、通常は2時間以上かかってしまいます。忙しい人が運動のために「2時間」を捻出するのはなかなか大変です。

ですから、1万歩を歩くよりも、20分のランニングや、10分の筋トレを必要に応じて組み合わせたほうが、ずっと効率がよいと言えるでしょう。

皮下脂肪型肥満

脂肪を落とすためには まず筋肉を増やすのが近道

【どんな症状なのか？】
下半身に皮下脂肪が蓄積される。女性に多い

【どんな運動をする？】
まず筋トレで筋肉量を増やし、それから有酸素運動で脂肪を燃焼

ひと口に肥満といっても、脂肪が蓄積される場所によって種類が分かれています。

女性に多いのが、「**皮下脂肪型肥満**」です。下半身を中心に皮下脂肪がつくので、「**洋なし型体形**」になります。

一方、男性に多いのが、「**内臓脂肪型肥満**」です。内臓の周囲に「内臓脂肪」が付着することによって、お腹がぽっこり出てくるので、「**りんご型体形**」になります。

実は、皮下脂肪と内臓脂肪とでは、内臓脂肪のほうが落としやすいのです。皮下脂肪も内臓脂肪も、体がいざというときのためにとっておくエネルギー源なのですが、運動する

ときに先に使われやすいのが内臓脂肪で、どちらかというと後回しになるのが皮下脂肪というわけです。

男性は、食事を見直し、運動を取り入れれば、2〜3カ月でぽっこりお腹を引っ込めることも可能です。ところが女性が皮下脂肪を落とすには、もう少し時間をかけて、じっくり取り組まなければなりません。

筋肉量が少ない状態で有酸素運動をやっても効果が薄い

皮下脂肪型肥満の解消でネックとなるのが、女性は筋肉量が少ない人が多いということです。特に、慢性的に運動不足の人は、先ほども述べたように、まずは筋トレをして筋肉量をしっかり増やすところから始めたほうがいいでしょう。

私がフィジカルトレーナーとして減量のための運動を指導する場合、初めのころは、**下半身の筋力トレーニング**を中心としたメニューを組みます。有酸素運動はウォームアップのために5〜15分程度行うだけにとどめるのです。

なぜ下半身なのかというと、**お尻**や**太もも**などには、大きな筋肉があるからです。大きな筋肉を筋トレで動かせば、効率よく筋肉量を増やすことができます。

そして、筋トレ中心のメニューを続けて十分に筋肉がついてきたら、今度は有酸素運動も取り入れていきます。筋力不足の人が十分に筋肉量を増やすためには、半年以上かかることもあります。

有酸素運動では、運動強度に注意が必要です。〝散歩感覚〟でやるのんびりしたウォーキングでは、強度が低すぎて脂肪の燃焼もいまいち。腕をしっかり振って、歩幅を大きくとり、息がはずむような「運動としてのウォーキング」を行いましょう。

なお、減量のための運動を始めて「最初の1カ月で3kg以上」のように、急激に体重が落ちた場合、私たちフィジカルトレーナーは、「失敗」だと考えます。

なぜなら、**急激に体重が減ったということは、体脂肪だけでなく、筋肉量も落ちている**可能性がとても高いからです。やせたいからといって、筋肉量まで減らしてしまうのは、本末転倒です。

減量する場合でも、体重の数字ばかり追うのではなく、体組成計などで計測できる**体脂肪率**を見るようにしましょう。体脂肪があまり減っていないのに体重が大きく減ったということは、筋肉量が落ちてしまっているということなのです。

また、特に肥満が著しい人の場合は、いきなりジョギングを始めると、膝を痛めてしまうこともあります。体重が多い割に筋力が不足していると、膝にかかる衝撃が大きくなってしまうからです。そのため、そういった人ほど、最初の2~3カ月は、食事制限と筋トレ中心のメニューに取り組んで、ある程度体重を落とし、筋力をつけたら、その後、有酸素運動を本格的にやるようにしましょう。

そして、脂肪を落とす効果を高めたいならば、1日のうちで、**筋トレを行ってから有酸素運動を行う**という順番にすると、脂肪を効率よく燃焼させられることが分かっています。筋トレによって、脂肪の分解を促進するアドレナリンや成長ホルモンの分泌が促されるので、その後に有酸素運動を行えば、より効果的だというわけです。[Med Sci Sports Exerc. 2007;39(2):308-15.]

それでは、次々ページから、皮下脂肪型肥満対策としての運動のやり方を具体的に解説していきます。

下半身を中心とした筋力トレーニングと、有酸素運動としては「**ステップ台**」を利用したエクササイズを紹介します。

下半身の筋トレは、**お尻**や**太もも**のような大きな筋肉に加え、**内もも**も鍛えるようにしましょう。女性は内ももの筋肉が弱い人が多く、ここを鍛えると、姿勢がよくなるなどのメリットもあると言われています。

ステップ台のエクササイズとは、いわゆる「踏み台昇降運動」です。これならば家の中で行えるため、天候に左右されることがありません。ステップ台がない場合は、階段などの段差を使うといいでしょう。

【皮下脂肪型肥満対策 下半身の筋トレ】

①ヒップリフト（両脚） 殿部（お尻） 強度低め

動画で解説 p.15参照

1.

あお向けに寝て両膝を立てる。ゆっくり4つ数えながら太ももの裏側やお尻の筋肉を使って、お尻を持ち上げていく。

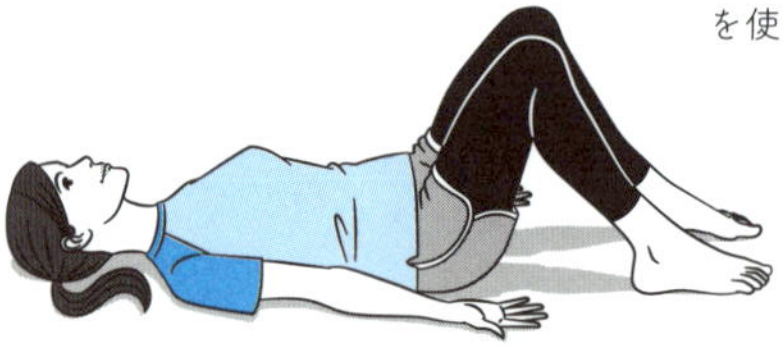

2.

体が一直線になるところまで持ち上げたら、また4つ数えながらお尻をゆっくり下ろしていく。20回×2セットが目標。

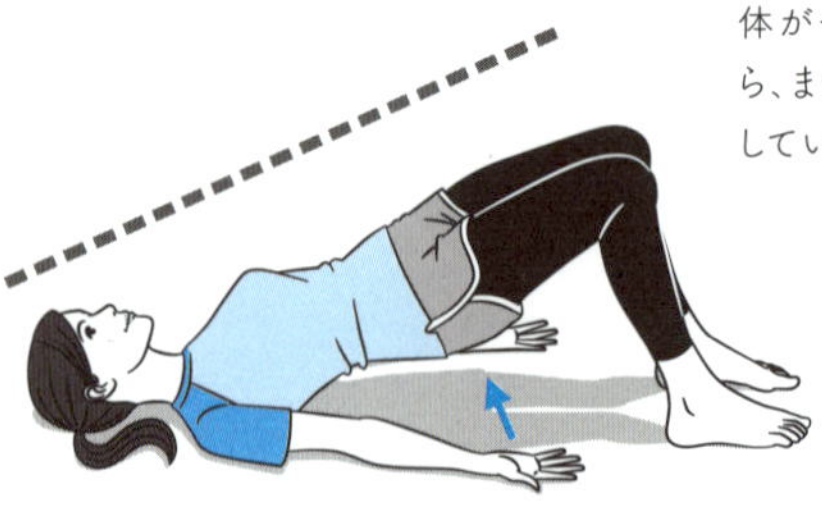

【皮下脂肪型肥満対策 下半身の筋トレ】

②ヒップリフト（片脚） 殿部（お尻） 強度高め

1.

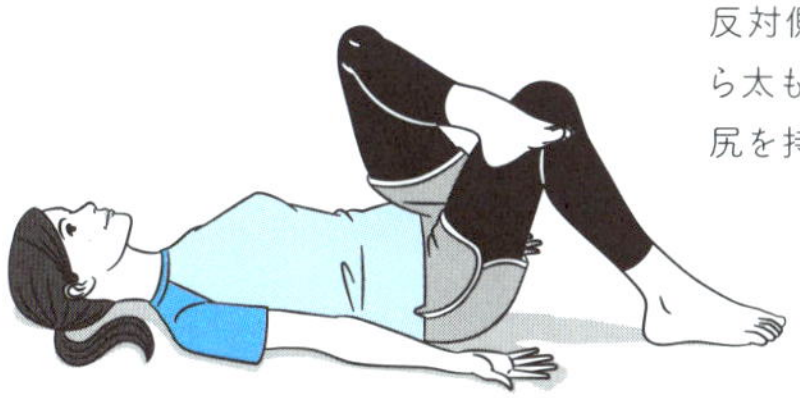

あお向けに寝て両膝を立て、片方の足を反対側の膝にかける。ゆっくり4つ数えながら太ももの裏側やお尻の筋肉を使って、お尻を持ち上げていく。

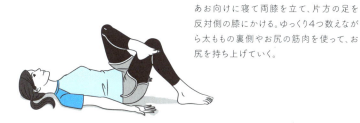

2.

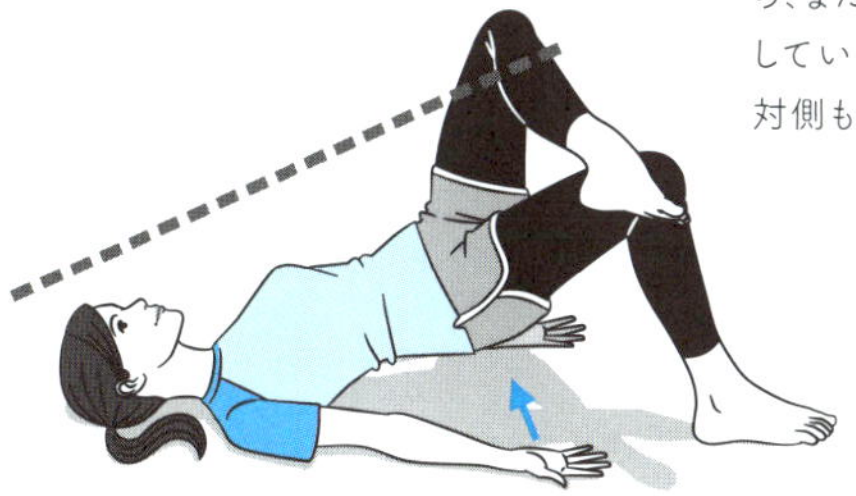

体が一直線になるところまで持ち上げたら、また4つ数えながらお尻をゆっくり下ろしていく。20回×2セットが目標。左右反対側も同様に行う。

【皮下脂肪型肥満対策 下半身の筋トレ】

③アダクション 内もも 強度低め

1.

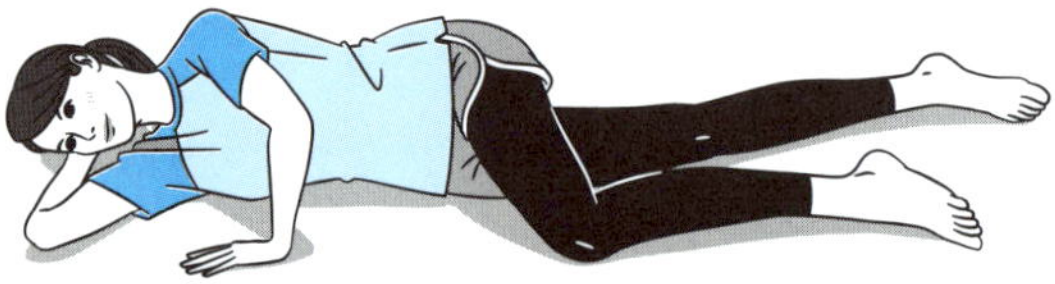

横向きに寝転び、上の脚を前に出す。上の手は床についてバランスをとる。内ももの筋肉に力を入れて、下の脚をゆっくり4つ数えながら上に持ち上げる。

2.

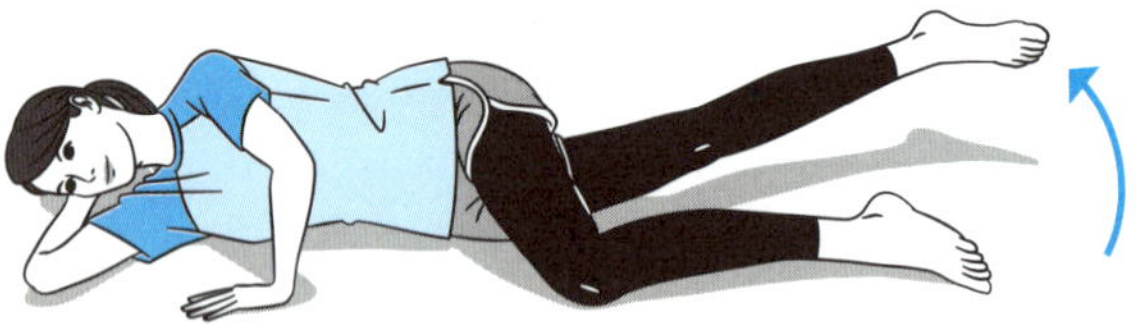

下の脚を限界まで持ち上げたら、また4つ数えながらゆっくり下ろしていく。20回×2セットが目標。左右反対側も同様に行う。

【皮下脂肪型肥満対策 下半身の筋トレ】
④キッチンスクワット 太もも全体 強度低め

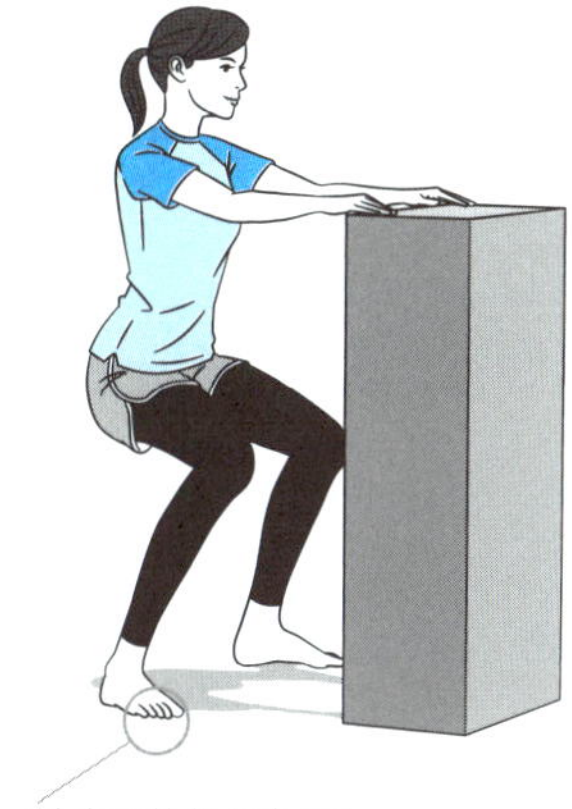

1.

作業台やテーブルなどに手を置いて、両足を大股1歩分左右に広げる。胸を開いて背中を伸ばし、椅子に腰掛けるように腰を落としていく。

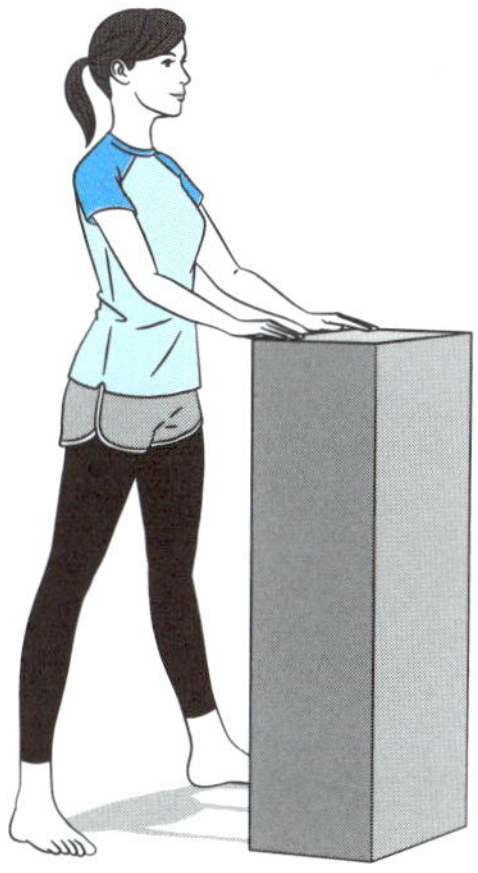

2.

背中を伸ばしたまま、1、2、3、4と数えながら4秒かけて膝を伸ばしていく。立ち上がったら、同じ時間をかけて1の姿勢に戻していく。20回×2セットが目標。

【皮下脂肪型肥満対策 下半身の筋トレ】

⑤椅子に手をついてワンレッグスクワット 太もも全体 強度高め

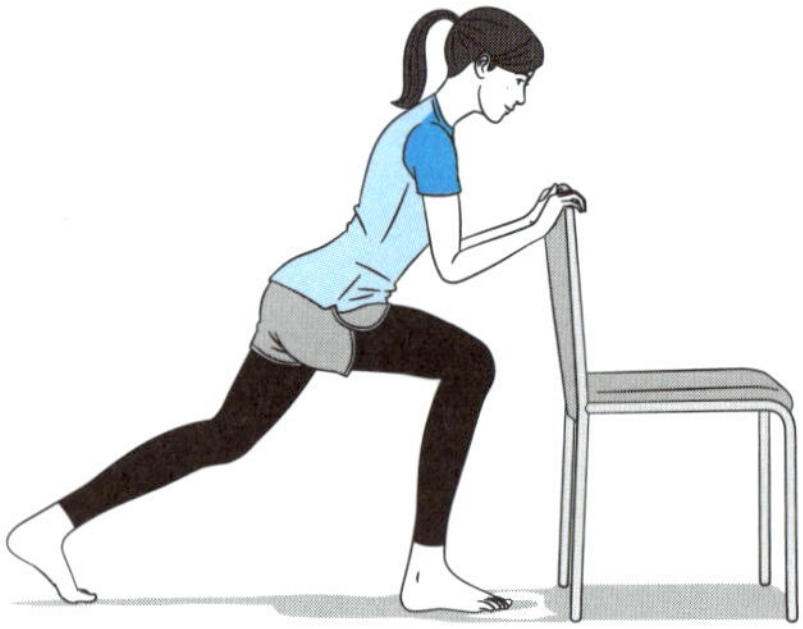

1.

椅子の後ろに立ち、両手を椅子の背に乗せる。片足を後ろに大股1歩分下げ、前傾姿勢になる。体重は前足にかける。

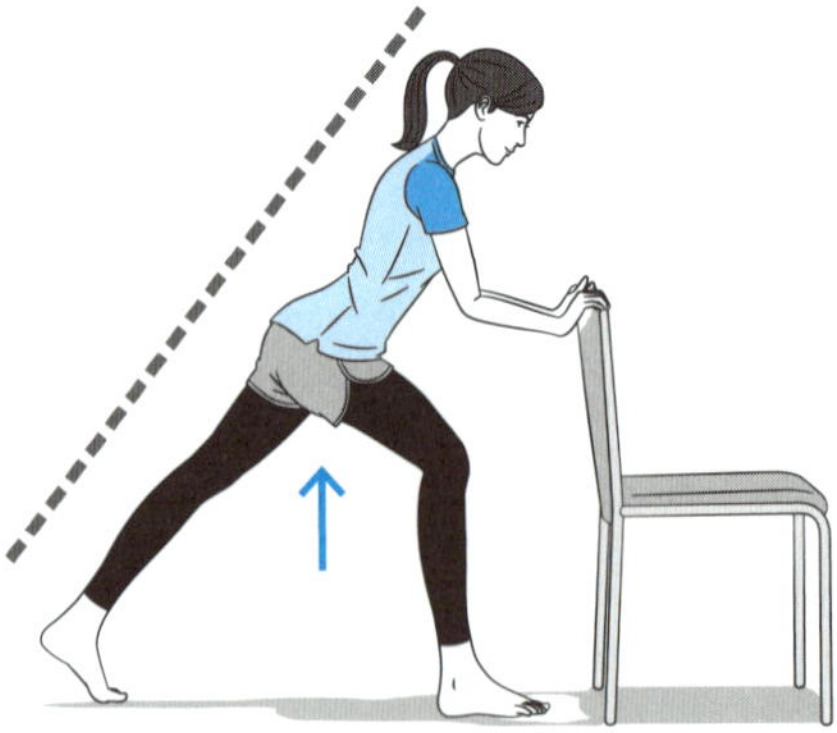

2.

前足に体重を乗せたまま、4秒かけて膝を伸ばして腰を上げていく。その後、4秒かけて1の姿勢に戻す。20回×2セットが目標。左右反対側も同様に行う。

【皮下脂肪型肥満対策 ステップ台エクササイズ】
①ベーシックステップ

有酸素運動　強度低め

動画
で解説
p.15
参照

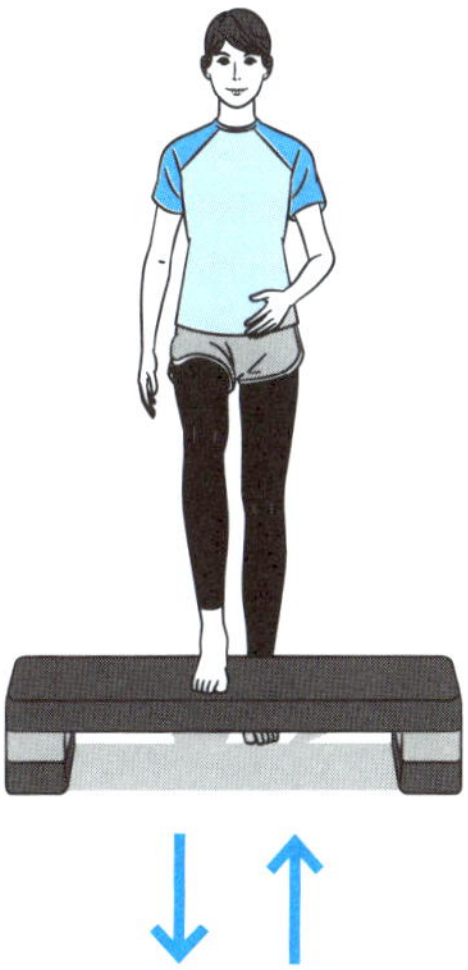

1.

ステップ台の前に立つ。片足をステップ台に乗せる。

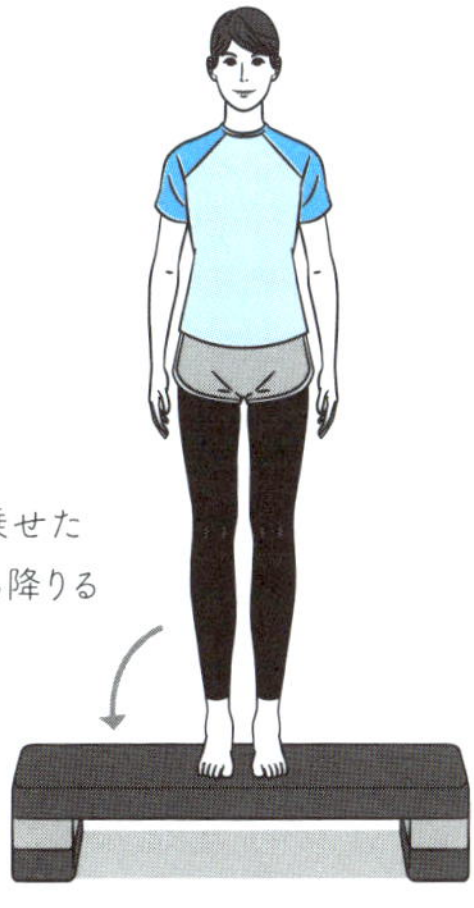

2.

もう片方の足もステップ台に乗せる。降りるときは、先にステップ台に乗せた足から降りる。1秒かけて台に乗り、1秒かけて降りる。30秒ごとに先に乗せる足を代え、15分を目安に続ける。

【皮下脂肪型肥満対策 ステップ台エクササイズ】

②ベーシック＆ニーアップ　有酸素運動　強度高め

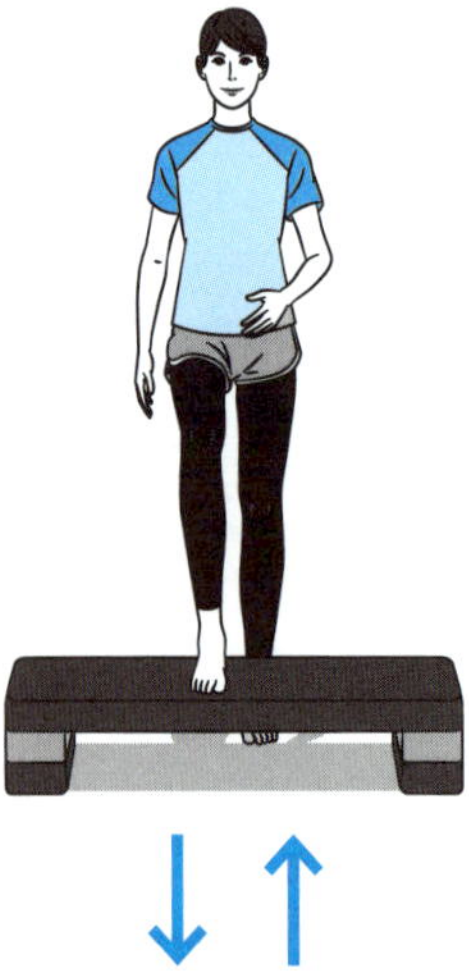

1.

ステップ台の前に立つ。片足をステップ台に乗せる。

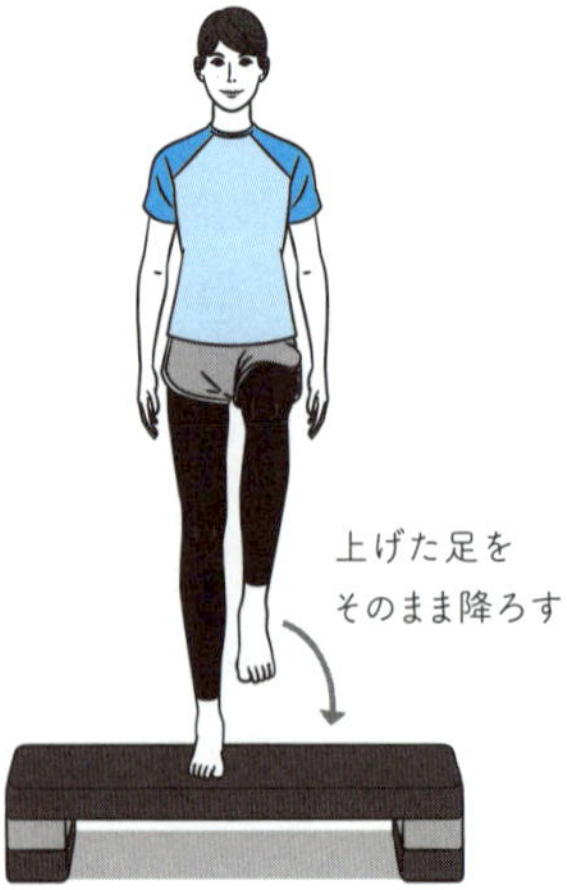

2.

もう片方の膝を胸のほうに引き上げる。上げた足をそのまま床に戻し、台から降りる。1秒かけて膝を上げ、1秒かけて降りる。先に乗せる足を1回ごとに代え、15分を目安に続ける。

【皮下脂肪型肥満対策 ステップ台エクササイズ】

③ストラドル　有酸素運動　強度高め

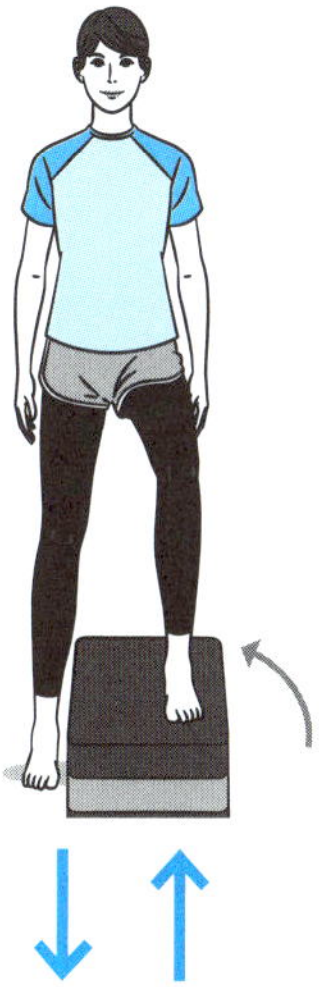

1.

ステップ台をまたいで立つ。片足をステップ台に乗せる。

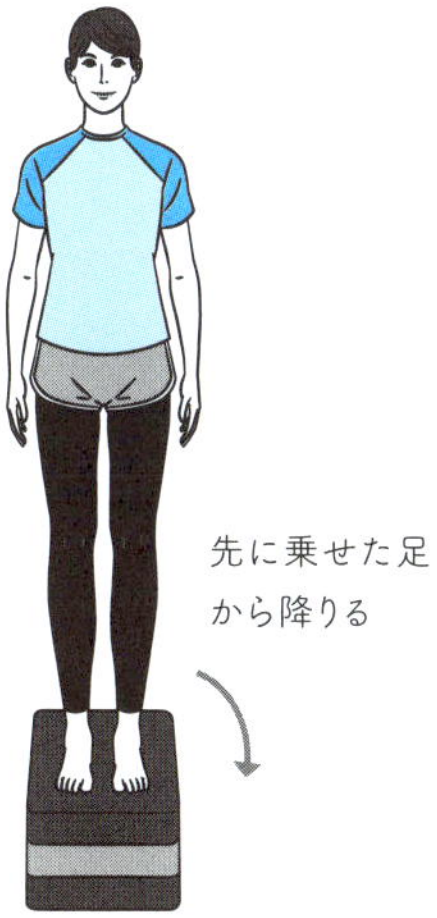

2.

もう片方の足もステップ台に乗せる。降りるときは、先にステップ台に乗せた足から降りる。1秒かけて台に乗り、1秒かけて降りる。30秒ごとに先に乗せる足を代え、15分を目安に続ける。

【皮下脂肪型肥満対策 ステップ台エクササイズ】

④ストラドル＆ニーアップ 有酸素運動 強度高め

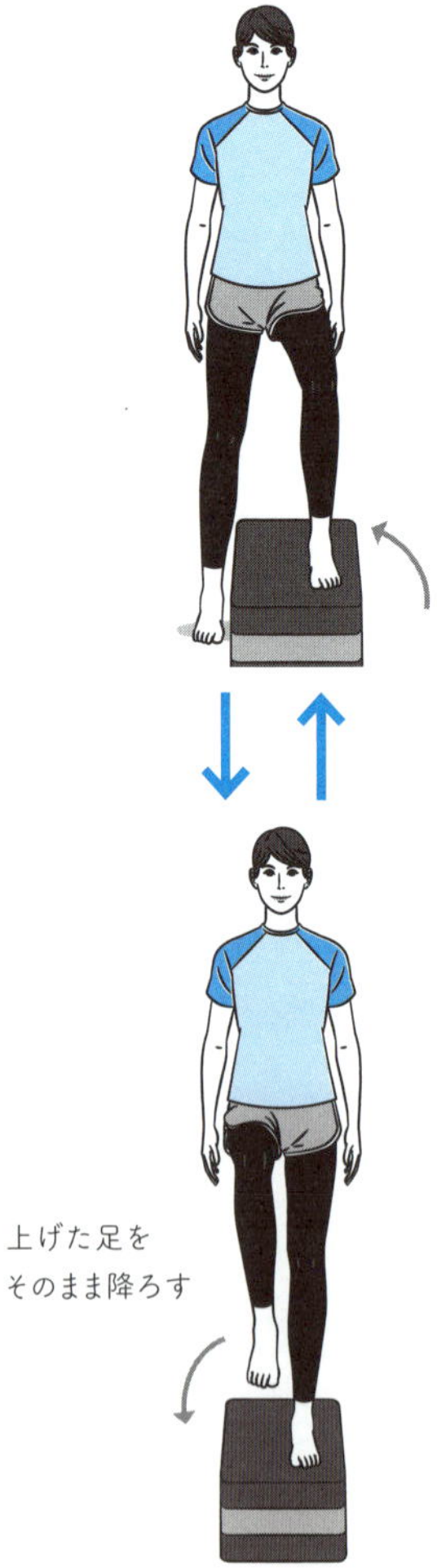

1.

ステップ台をまたいで立つ。片足をステップ台に乗せる。

2.

もう片方の足の膝を胸に引き上げる。上げた足をそのまま床に戻し、台から降りる。1秒かけて台に乗り、1 秒かけて降りる。先に乗せる足を1回ごとに変え、15分を目安に続ける。

やせている人こそ筋肉を増やして健康に！

肥満を解消するためには、筋トレと有酸素運動の両方が重要であるという話をしてきました。実際、多くの女性にとって、「運動しなきゃ」と思うきっかけは、肥満の解消でしょう。

スタイルをよくしたい、太っているのは恥ずかしい、というのは、多くの女性に共通する気持ちです。そのため、「運動＝ダイエット」という認識を持つ人が多くなっています。

すると今度は逆に、やせている女性が「**自分は太っていないから運動しなくてもいい**」と思い込んでしまう、という問題が起きます。

日本人女性は、欧米の女性と比べると、やせている人が多いのも事実です。体質的に太りにくく、筋肉もつきにくい女性の割合が多いためでしょう。

そういったやせている女性が「自分は運動しなくてもいい」と思い込み、慢性的な運動不足のまま年齢を重ねてしまうとどうなるでしょうか。

先ほどもお話ししたように、人間の筋肉量は、30代以降は年間およそ1%ずつ低下していくとも言われます。ただでさえ少ない筋肉量がどんどん減っていくと、立つや歩くといった基本的な動作にも支障をきたす**ロコモティブシンドローム**（運動器症候群）になり、将来の寝たきりにつながってしまいます。

太っていなくても太っていると思い込む

私たちトレーナーから見て、そもそも太っていないのに、「自分は太っている」と思い込んでいる女性もいます。そういう方々の多くは、いくら「太っていないですよ」と言っても、なかなか聞き入れてもらえなかったりするのです。

しかも、運動で健康的にやせようとするのではなく、極端に食事を減らしたりして、無理なダイエットをしようとする人がいます。すると、詳しくは62ページで解説しますが、脂肪が減るだけでなく、筋肉まで減っていってしまいます。それでは、ロコモティブシンドロームまっしぐらです。

また、食事を極端に減らして無理なダイエットをすると、骨がスカスカになって骨折のリスクが高まる**「骨粗鬆症《こつそしょうしょう》」**になる恐れがあります。骨粗鬆症というと高齢者の病気というイメージがあるかもしれませんが、若い人でも注意が必要です。妊娠、出産、授乳を通じて骨密度が下がり、骨折してしまう人もいるのです。

骨粗鬆症を防ぐためには、骨の材料となるカルシウムやビタミンなどを食事できちんととるとともに、骨にインパクトを与えるような運動をすることが大切です。

骨粗鬆症対策の運動については、のちほど詳しく解説します。

筋肉をつけるための「3原則」

太っていない女性こそ、筋トレをしてちゃんと筋肉をつける必要があります。

ところが、そういった女性ほど、体質的に筋肉がつきづらかったりします。

そもそも、女性は男性に比べて筋肉量が増えにくいのです。これは、筋線維が太くなる過程に**男性ホルモン**が大きく関わっているからです。ですから、男性ホルモンの量が少ない女性ほど、筋トレを行っても、なかなか筋肉がつかないのです。

そういった女性が運動によって筋肉量を増やすためには、筋肉がつくメカニズムについて、もう少し詳しく知っておいたほうがいいでしょう。

少し専門的になりますが、筋肉をつけるために必要な、3つの原則を紹介します。

1 過負荷《かふか》の原則
2 漸進性《ぜんしんせい》の原則
3 継続性の原則

最初の「**過負荷の原則**」とは、日常生活よりも高い負荷を与えなければ筋肉は成長しない、というものです。例えば、パソコンが入った3kgの鞄を持って毎日移動しているビジネスパーソンが、500gのダンベルで二の腕を鍛えようとしても、筋肉は発達しません。また、ひと駅分歩いたとしても、普段と同じペースで歩くだけなら、やはり筋肉はつかないのです。

人間の体は、同じ動きをより効率的に、なるべくエネルギーを使わないで行おうとします。だから、日常生活と変わらない負荷では、今以上に筋肉は成長しないのです。有酸素運動をやっても、ずっと同じ運動強度だったら、やはり成果は出せません。

いつもエレベーターやエスカレーターを使う人が、階段を上り下りするようになれば、最初のうちこそ筋肉がつき、心肺機能も向上するでしょう。ところがしばらくすると、階段を使うことが日常となるので、それでは負荷が足りなくなり、それ以上は筋肉はつかなくなるというわけです。

続いて、「**漸進性の原則**」とは、負荷を少しずつ上げなければ筋肉は増えないという意味です。筋力がついてくると、最初のころのトレーニング強度や負荷では楽に感じるようになります。それは、体力や筋力が向上した証しでもあるのですが、より高い結果を求めるなら、ひとつ上の強度にする必要があります。

ただ、注意したいのは、いきなり強度を上げすぎるとケガのリスクが高くなるということです。とはいえ、強度の上げ幅が小さすぎても、漸進性の原則を満たすことができません。

「**継続性の原則**」は、読んで字のごとく、継続しなければ運動の成果が得られないということです。運動を1回きりの〝イベント〟ではなく、習慣にすることが重要になります。ですから、「自分が楽しいと思える」運動をすることも大切です。

楽しいと思えなければ、なかなか続かないでしょう。そのため、適切な運動強度があれば、自転車でもダンスでも何でもいいので、自分が楽しいと思えるものを見つけましょう。

また、「初めから無理をしないこと」も大切です。運動を始めたばかりのころは、張り切って長時間やりすぎたり、ケガをしてしまったりします。無理をした結果、続けられなくなってしまったら本末転倒です。

最初はむしろ、「3日坊主でいい」ぐらいに思うと、かえってうまくいきます。3日やったら1日はサボるぐらいのスタンスで、少しずつ習慣化していくのです。

プロのアスリートでもないので、「今日は仕事で運動できなかった」などと、自分を責める必要はありません。

あまり神経質にならないことが、運動を続けるためのコツなのです。

ロコモティブシンドローム

筋肉量が少ないと若くてもロコモ予備軍!?

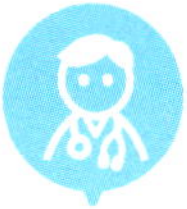

【どんな症状なのか？】
足腰が衰え、自分の力で日常生活が送れなくなる

【どんな運動をする？】
下半身の筋力や瞬発力、バランスを鍛える

ロコモティブシンドローム（通称：**ロコモ**）は、関節や骨、筋肉などの「運動器」が衰えることで、自分ひとりで日常生活を送ることが難しくなる状態を指します。

筋力が落ちると、動作が遅くなります。それが原因で転倒してしまい、骨折して入院する高齢者はたくさんいます。ベッドの上で過ごす時間が長くなると、さらに筋力が衰えてしまうという悪循環に陥ります。

ロコモの人は予備軍まで含めると全国で４７００万はいるという推計もあり、実は身近な問題なのです。［J Bone Miner Metab. 2009; 27(5):620-8.］

多くの人がロコモ予備軍になっている理由は、習慣的に運動している人が少ないことに加え、日常生活のなかで体を動かす機会が減っていることが原因です。

今の世の中は、交通機関が発達し、建物のなかではエスカレーターやエレベーターで移動するのが当たり前です。ネットで注文すればすぐに商品が家に届くので、買い物に行く機会も減りました。

これから、さらに便利な世の中になっていくことを考えると、何も対策をしないでいると筋力がさらに低下するのは確実でしょう。

椅子から片脚立ちできる？

ロコモの危険性がどれぐらいあるかについては、「40㎝の椅子からグラつかずに片脚立ちするテスト」で確認できます。

腕を胸の前で組み、片方の脚をまっすぐ伸ばして床から浮かせ、反動を使わずに、もう片方の脚だけで立ち上がってみてください。完全に立ち上がったら3秒間、グラつかないようにキープしましょう。

もし立ち上がれなかったり、立ち上がってもすぐにグラついてしまったり、浮かせた脚が床についてしまったりした場合は、ロコモ予備軍の可能性があります。

これぐらい簡単だ、と思うかもしれません。でも実際にやってみると、なかなか難しいですよね。

20代の女性でも、筋力が不足している場合には、椅子から片脚で立てないかもしれません。そんな人こそ、次々ページから紹介するロコモ対策トレーニングに取り組んでください。

ただ筋肉をつけるだけではロコモ対策にはなりません。その筋肉を使って体を動かすために必要な様々な能力も、トレーニングによって鍛えなければならないのです。

ロコモ対策のためには、もちろん下半身を鍛えることが重要です。足腰は体の土台であり、下半身にしっかりと筋肉をつけることで、立ったり歩いたりという基本的な動作を安定的に行うことが可能になります。

それに加え、一瞬で体に力を入れる「瞬発力」を高めるトレーニングや、反動を使って体を動かしたり、階段を下りるときにぐっと踏ん張ったりする力をつけたり、片脚で立つためのバランス能力を高めるトレーニングも必要になります。

ロコモが心配な人は、次ページから紹介する一連のトレーニングに取り組み、ロコモ予防に必要な総合的な力を養ってください。

【ロコモ対策トレーニング】

①超スロー椅子スクワット　太もも全体　強度低め

動画で解説 p.15参照

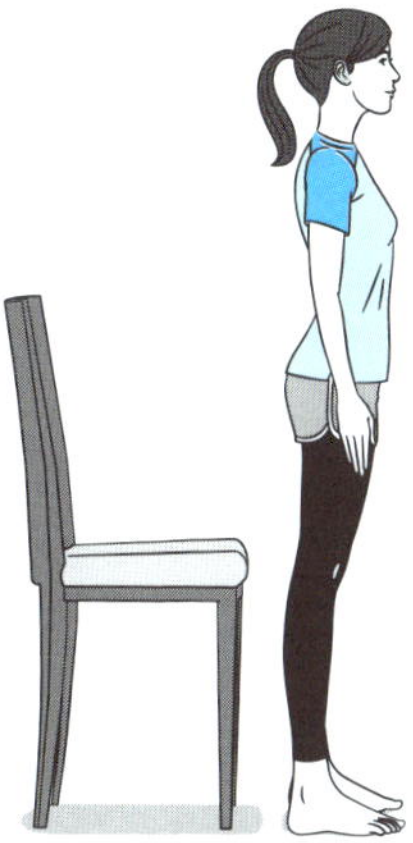

1.

両足を大股1歩分左右に広げて椅子の前に立つ。ゆっくりと8つ数えながら腰を下ろしていく。

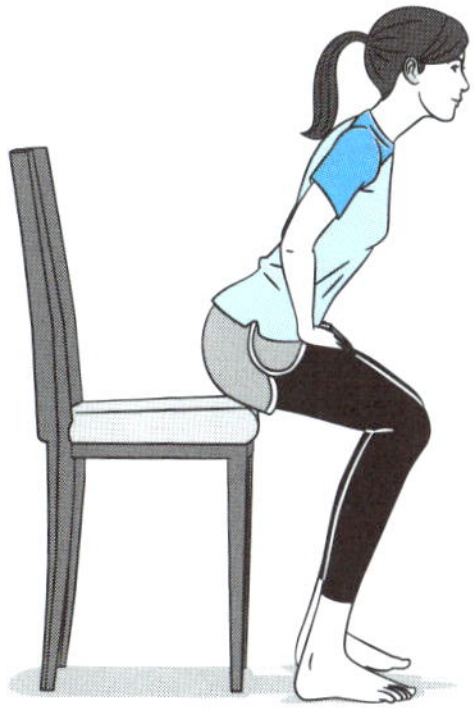

2.

椅子の座面にお尻がつくかつかないかのところまで下ろしたら、再び8つ数えながら立ち上がる。膝がつま先より前に出ないようにする。20回×2セットが目標。

【ロコモ対策トレーニング】

②反動を使った椅子スクワット 瞬発力トレーニング 強度低め

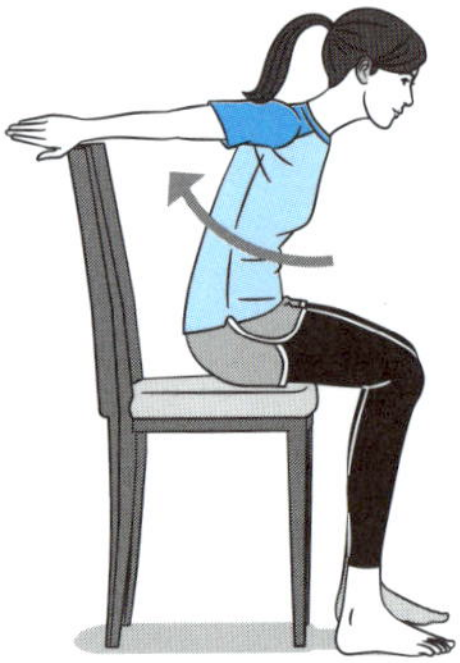

1.

椅子に浅く腰掛けて、両足を大股1歩分左右に広げる。体を少し前傾させ、反動をつけるために両腕を後ろに持っていく。

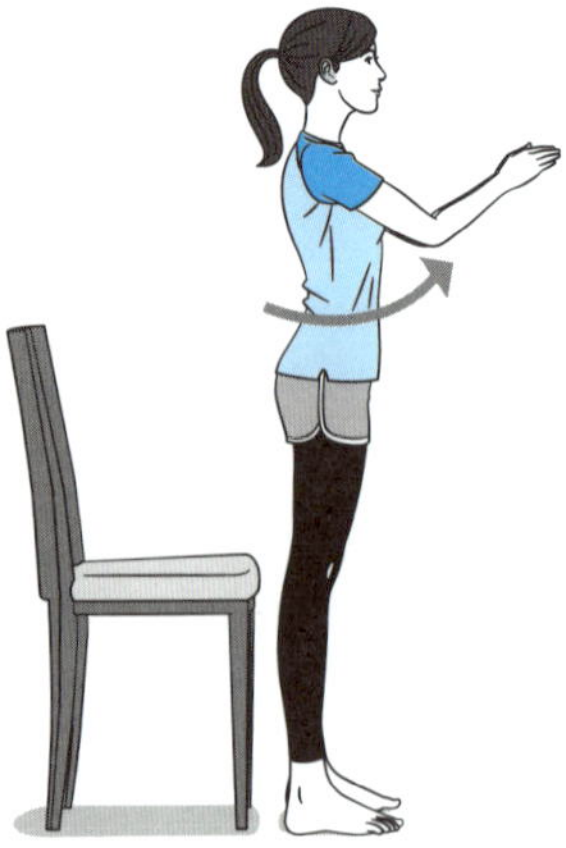

2.

腕を後ろから前に振る勢いを使って、一瞬で椅子から立ち上がる。20回×2セットが目標。

【ロコモ対策トレーニング】
③超スロースプリット　太もも全体　強度高め

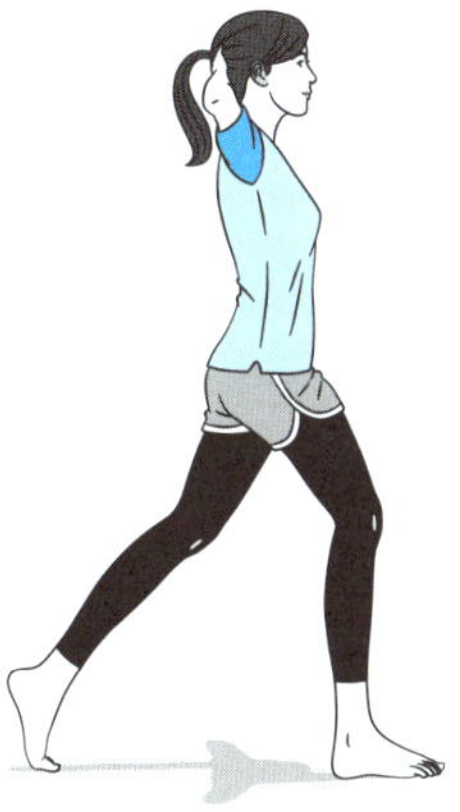

1.

脚を前後に大きく開き、両手を頭の後ろで組む。胸を張ったまま、ゆっくり8つ数えながら、腰を落としていく。

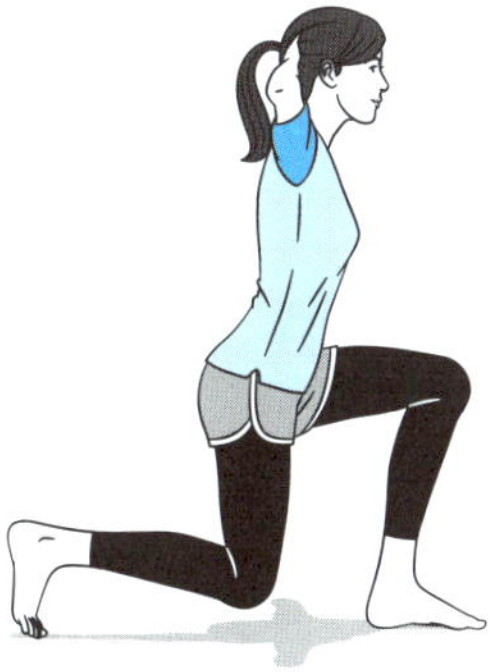

2.

前の脚のももが床と平行になるところまで腰を落とす。再び、8つ数えながら腰を持ち上げていく。20回×2セットが目標。左右反対側も同様に行う。

【ロコモ対策トレーニング】

④反動を使ったフロントランジ＆バックランジ

太もも全体／瞬発力トレーニング 強度高め

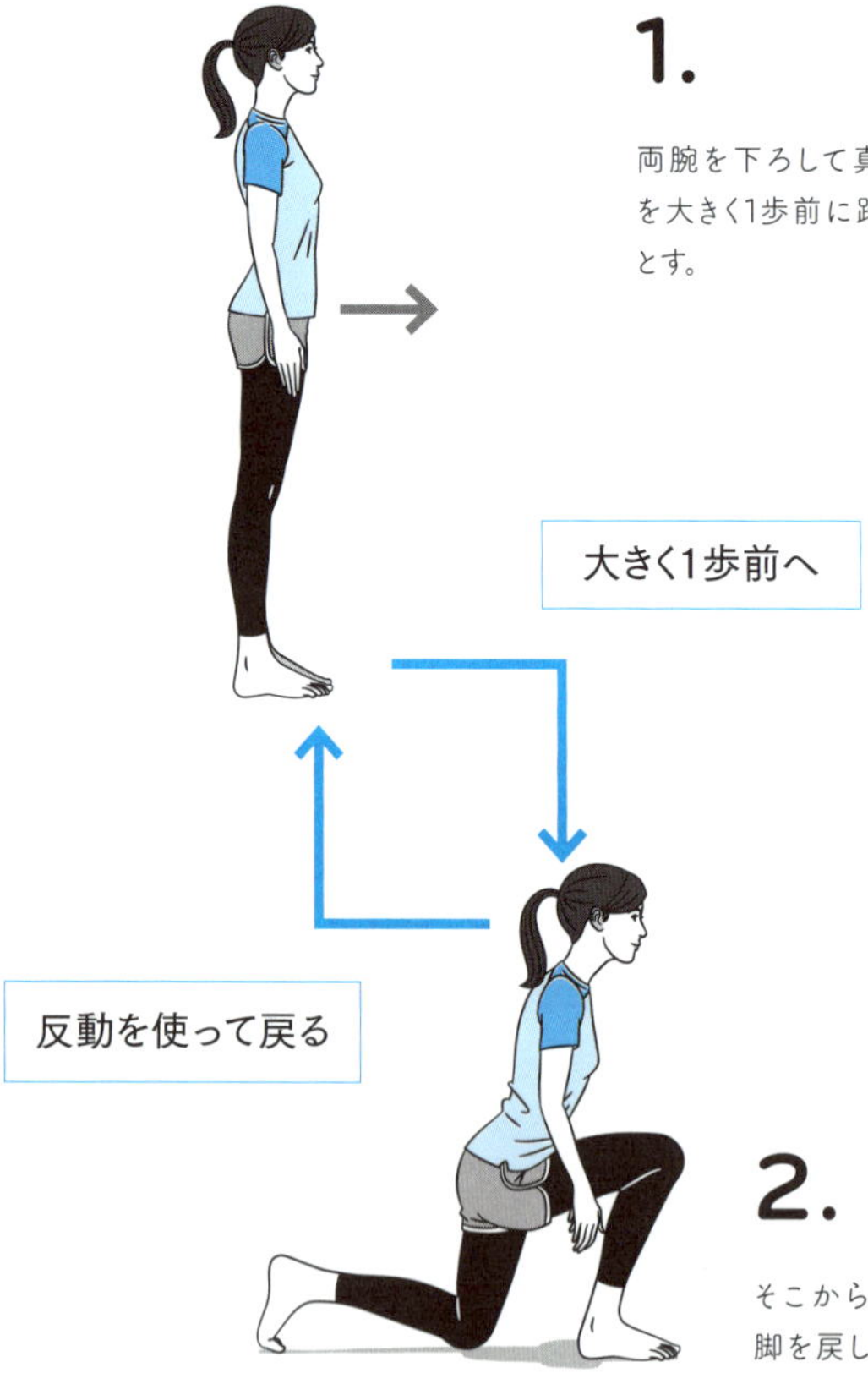

1.

両腕を下ろして真っ直ぐに立つ。脚を大きく1歩前に踏み出して、腰を落とす。

2.

そこから反動を利用して、脚を戻して真っ直ぐ立つ。

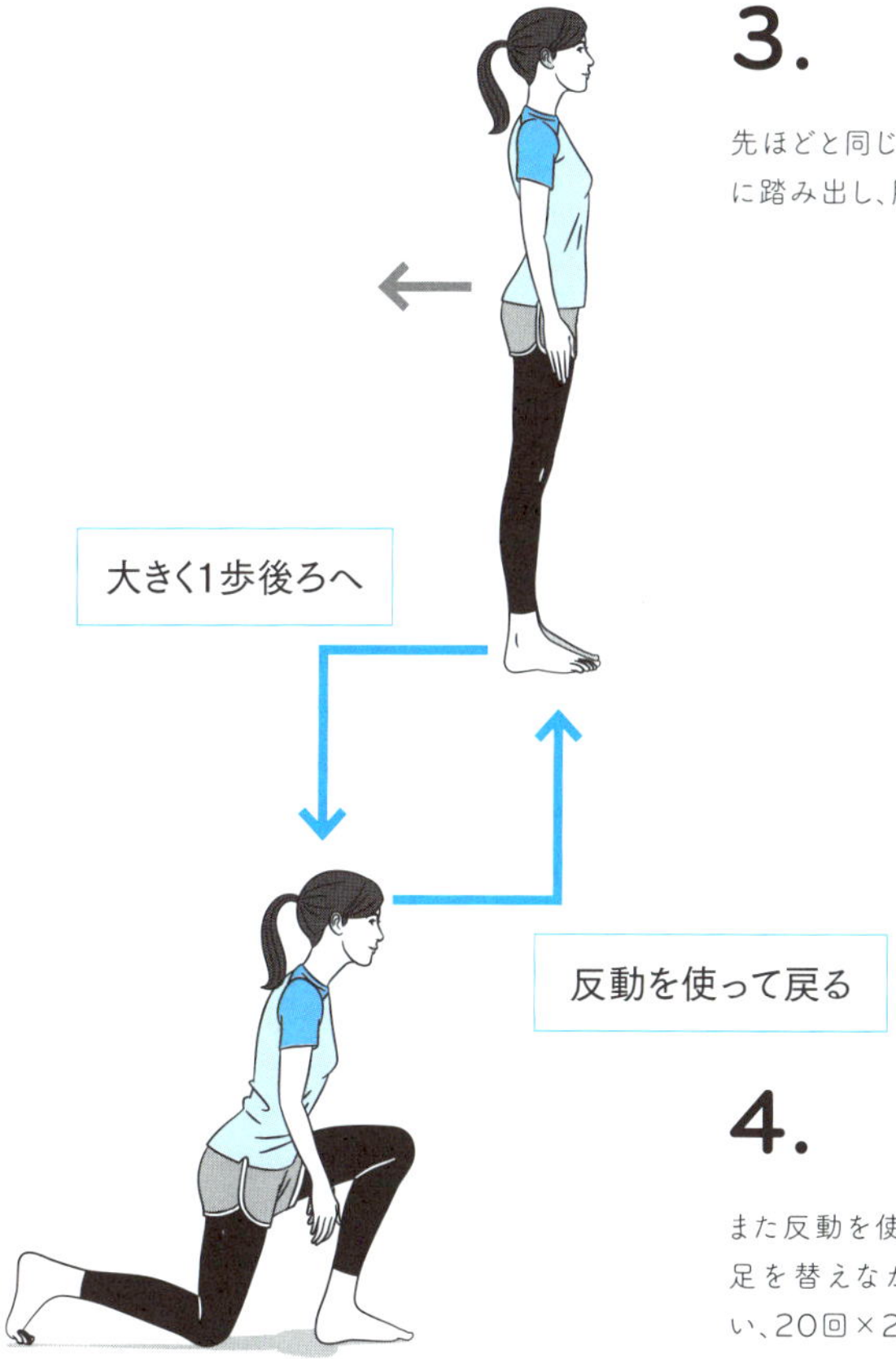

3.

先ほどと同じ脚を今度は大きく後ろに踏み出し、腰を落とす。

4.

また反動を使って元の位置に戻る。足を替えながらこれらを素早く行い、20回×2セットを目標にする。

【ロコモ対策トレーニング】

⑤バランストレーニング

脳のトレーニング　強度低め

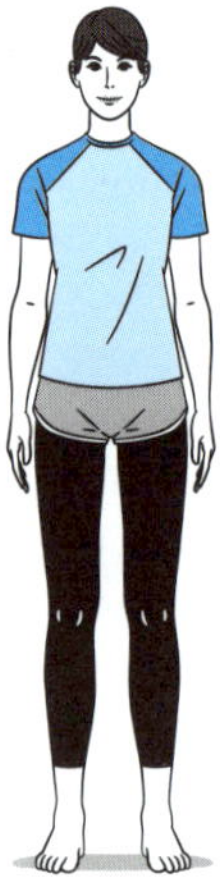

1.

真っ直ぐ立つ。片脚を持ち上げて、片脚立ちする。

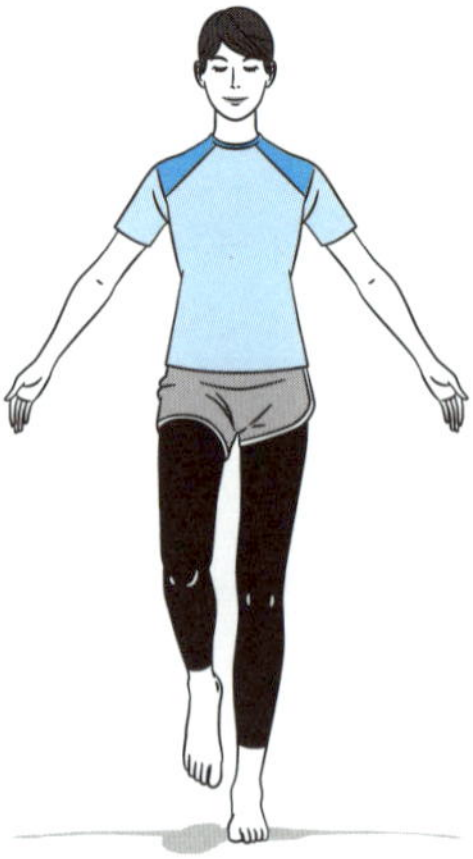

2.

両手を少し広げ、バランスをとる。余裕があれば目をつむる。30秒×2セットが目標。左右反対側も同様に行う。

ダイエットのやりすぎで骨粗鬆症予備軍が急増！

【どんな症状なのか？】
骨密度が低下し骨折しやすくなる

【どんな運動をする？】
骨にインパクトを与えるエクササイズ

筋肉量と同様、年を取ると減っていくのが「**骨量**」です。特に女性の場合は閉経を迎えた後、50～55歳を過ぎたあたりから骨量が著しく減っていきます。

骨量が減って骨密度が低下すると、先ほどもお話ししたように「骨粗鬆症」になります。すると、**転んで骨が折れたり、背中が丸くなったりする**のです。

骨も筋肉と同じように、運動などである程度の刺激が加わることで骨密度が上がり、強くなっていきます。

ですから、骨粗鬆症の予防のためには、骨にインパクトが伝わるような、軽いジャンプなどを取り入れたエクササイズが効果的です。

注意が必要なのは、若くして骨粗鬆症になる人もいるということです。**10代のうちに無理なダイエットをして十分な骨密度が得られない場合、妊娠・出産を機に問題が起きることもあるのです。**

というのも、妊娠中は胎盤を通じて母体から胎児へカルシウムが供給され、また授乳中も母乳によって子どもにカルシウムが供給されます。その間、母体はカルシウム不足に陥りやすくなります。

つまり、もともと骨密度が十分でない女性が、妊娠、出産、授乳によって骨密度がさらに低下し、その結果、骨粗鬆症になり、授乳期に背骨を骨折して救急搬送される、ということも現実にはあるのです。

これまでに、過度なダイエットの経験がある人、ずっと運動してこなかった人は、20代や30代でも、骨密度が低い可能性があります。心配であれば、一度、整形外科などで骨密度を測定してみましょう。

若いうちから、食事できちんと骨を作るためのカルシウムやビタミンD、ビタミンKなどをとることはもちろん、運動で骨に刺激を与えることが重要になります。

一方で、すでに骨粗鬆症になってしまった場合には、どちらかというと、まずは骨折を予防する対策のほうが重要になってきます。医師から骨粗鬆症と診断され、薬の服用が指示された場合は、その指示に従って薬を飲み、その上で、食事や運動を補助的に活用していくことになります。

次ページから紹介する骨粗鬆症対策のエクササイズでは、骨にインパクトを伝えるために、軽いジャンプなどを取り入れてあります。

通常の筋トレなどでは、筋肉への刺激はあっても、骨へのインパクトは十分ではなかったりします。そのため、ジャンプのような運動を取り入れているのです。

とはいえ、特に年齢を重ねた人にとって、ジャンプを行うと膝などの関節を痛める可能性があります。そこでやり方を工夫して、関節への負担を減らしたメニューを考えました。

ただし、すでに骨粗鬆症になっている可能性が高い人は、医師の判断のもとに実施していくといいでしょう。

【骨粗鬆症対策エクササイズ】
①沈み込みウォーキング

動画
で解説
p.15
参照

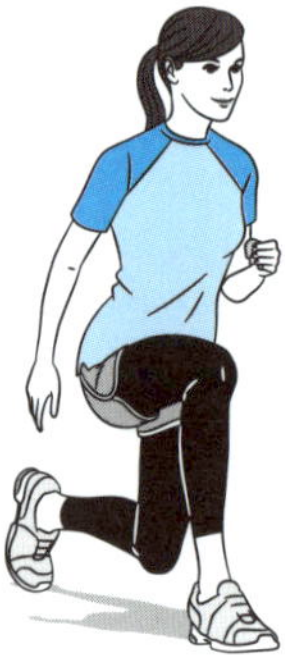

1.

脚を大きく前に踏み出し、腰を沈み込ませて前に進んでいき、ウォーキングを行う。

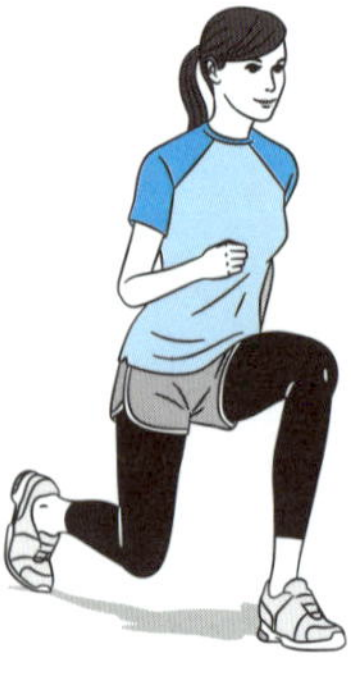

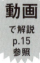

2.

骨にしっかりインパクトが伝わるようにする。普段からウォーキングを行っている人は、このように腰を沈み込ませる歩き方を途中で取り入れてもよい。

【骨粗鬆症対策エクササイズ】
②逆ジャンピングジャック

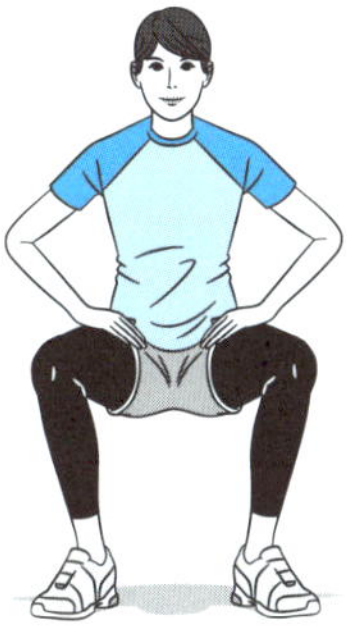

1.

脚を大きく横に広げ、つま先を外側に向け、腰を沈み込ませる。

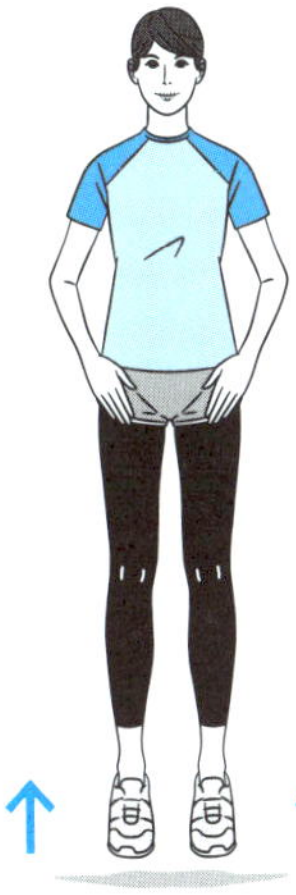

2.

その状態からジャンプをして、脚を閉じる。膝を曲げて着地し、体を起こしたら、また足を横に広げて、腰を沈み込ませ、1の体勢に戻る。20回×2セットが目標。

【骨粗鬆症対策エクササイズ】
③逆スプリットジャンプ

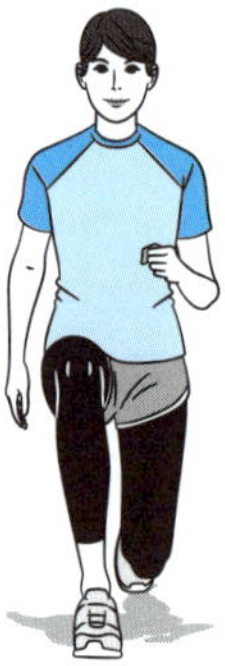

1.

脚を大きく前後に広げ、腰を沈み込ませる。

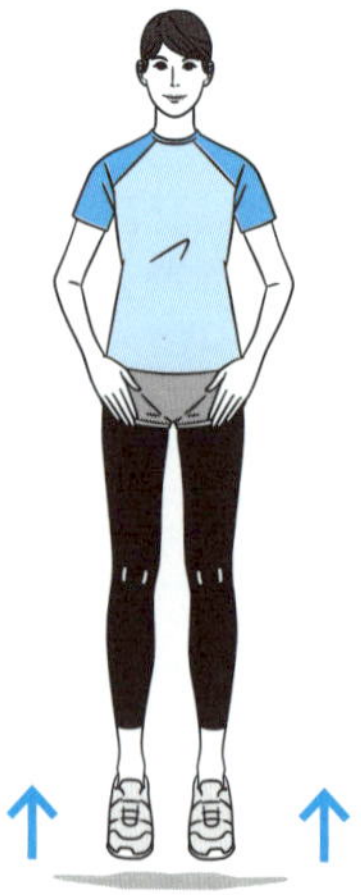

2.

その状態からジャンプをして、脚を閉じる。膝を曲げて着地し、体を起こしたら、また足を前後に広げて、腰を沈み込ませ、1の体勢に戻る。左右で20回×2セットが目標。

「粗食」と「断食」では健康にならない？

ダイエットのために食事の量を減らしたり、野菜中心の「**粗食**」にしたり、あるいは何食か抜く「**断食**（ファスティング）」を試みる人もいるでしょう。

極端な粗食や断食に走ると、栄養不足に陥って様々な障害を引き起こしてしまうので注意が必要です。

もちろん、1日の摂取カロリーが多すぎて、体重が増えて健康上の問題が起きている人が、摂取カロリーを抑えるのはよいことです。

でもそれは、医師の指示があり、管理栄養士などによって正しい栄養指導ができていることが前提です。

自己流でカロリー制限を始めて、栄養が偏ってしまうこともよくあります。

粗食は必ずしも健康によくない

摂取カロリーを抑えるためにも、野菜中心の「粗食」が体にいいと思っている人は多いでしょう。確かに、野菜はビタミン類やミネラル類、食物繊維などが豊富なので、一見、健康的なように思えます。

ですが、そのような粗食を続けていると、体にはどのようなことが起こるでしょうか。人間が生きて行くためには、最低でも1日におよそ1800～2000キロカロリーのエネルギーが必要です。エネルギーが食事として外部から供給されなければ、体は体内にあるもので補おうとします。

不足したエネルギー分だけ、体に蓄えられた脂肪が燃焼されればいいのですが、そう都合よくはいきません。人間の体には、たんぱく質を分解して糖を作り出す「**糖新生**《とうしんせい》」という仕組みがあります。これは栄養学の世界では「体たんぱく質分解」と呼ばれています。

糖新生で最初にその標的にされるのが、大量のエネルギーを消費する「筋肉」です。生命維持に必要な脳や内臓を働かせるために、筋肉を分解してしまうのです。

また、筋肉を動かすためには、カルシウムなどのミネラルも必要です。食事からカルシウムが得られないとなると、今度は骨を分解して補うようになってしまいます。

つまり、粗食を続けていると、筋肉量や骨量が低下していく恐れがあるのです。

ビタミン、ミネラル、食物繊維だけでは完全に栄養不足

結局のところ、健康のためには「**五大栄養素**」をバランスよく摂取する必要があります。五大栄養素とは、「**たんぱく質**」「**炭水化物**」「**脂質**」「**ビタミン類**」「**ミネラル類**」のことです。

たんぱく質は、人体の細胞のほとんどを構成し、１gあたり４キロカロリーの熱量があります。

炭水化物は、**糖質**と**食物繊維**が結びついたもので、活動のための重要なエネルギー源です。たんぱく質と同程度のカロリーがあります。

脂質は、ホルモンや細胞膜、核膜を作り出す役割を担っており、１gあたり９キロカロリーという効率のよいエネルギー源にもなります。

五大栄養素

たんぱく質	筋肉や臓器、血液、骨、皮膚、髪など、人体のほとんどの細胞を構成する。食事から得られたたんぱく質は、体内でアミノ酸に分解される。	4kcal / 1g
炭水化物	糖質と食物繊維が結びついたもの。糖質は体が活動するための重要なエネルギー源となる。食物繊維は、消化酵素では分解されず、体内には吸収されない。	4kcal / 1g
脂質	ホルモンや細胞膜、核膜を作り出す役割を担う。体の中で作ることができない必須脂肪酸が含まれており、脂溶性ビタミン（A、D、E、Kなど）の吸収にも役立つ。	9kcal / 1g
ビタミン類	体の機能を維持するために必要な栄養素で、たんぱく質、糖質、脂質の三大栄養素が力を発揮するために欠かせない。水溶性と脂溶性がある。	カロリーなし
ミネラル類	ビタミンと同様、体の機能を維持するために必要な栄養素。ただし、とりすぎによる弊害があり、厚生労働省は耐容上限量を設定している。	カロリーなし

この3つを**三大栄養素**ともいう

たんぱく質、炭水化物、脂質の3つを合わせて「三大栄養素」とも言います。

　また、ビタミン類やミネラル類は、ほかの3つの栄養素や器官が体内で正常に働くための手助けをするもので、それ自体には体を動かすために使えるエネルギーを含んでいません。

　ビタミンとミネラルをたくさんとると健康になるような気がします。でも、筋肉や臓器を構成し、エネルギー源にもなっている三大栄養素が不足すれば、いくらビタミンやミネラルをとっても、人体を構成している細胞を正常に働かせたり、成長させたりすることはできないのです。

また、野菜を食べると、食物繊維が豊富にとれて健康になれると思うかもしれませんが、ビタミンやミネラルと同じで、三大栄養素が不足している状態で食物繊維ばかり摂取しても、効果的だとは言えません。

もちろん、植物性の食べ物をメインにしたベジタリアンで、健康的な食生活を送っている人もいます。植物性の食べ物を中心とした食事でも、大豆などの穀物から植物性たんぱく質を十分にとり、五大栄養素をバランスよくとって、カロリーも必要なだけ摂取していれば、健康的な生活を送ることができるからです。

断食をするとリバウンドしやすくなる

断食についても注意が必要です。2〜3日の断食をすると、体重が数kg落ちることがあります。それでダイエットできたと思う人がいるかもしれませんが、その大部分は、脂肪ではありません。腸内の便などが排出され、食物から摂取していた水分が減った可能性があります。

さらに、数日断食すると、体が〝飢餓状態〟になって、今度は脂肪をため込みやすくなります。つまり、断食直後はリバウンドしやすい体質になっているので、気をつけないとすぐに体重が戻ってしまうのです。

断食すると、「意識が研ぎすまされる」と言う人もいます。精神的な部分でそう感じられるのであれば、私は否定しません。

ただ、断食にハマってあまりにも頻繁に行い、体重の増減を繰り返していると、体への負担も大きくなってしまうので注意が必要です。

貧血にも注意

ダイエットのやりすぎでやせている人は、運動しようとするとすぐ息が上がってしまうことがあります。これは**貧血**の症状です。

体中に酸素を運ぶヘモグロビンは、鉄を含むたんぱく質なのですが、鉄分が不足するとヘモグロビンがうまく作られなくなり、貧血を引き起こします。酸素が十分に体に行き渡らなくなるので、運動どころではなくなるのです。

また、妊娠していると、体内の鉄分は優先的に胎児のために使われるので、貧血を起こしやすくなります。

さらに、生理中の出血が多くて貧血になることもあります。特に無理なダイエットをしている場合は、通常の出血量でも貧血になりやすいのです。

貧血が疑われる人は、無理に運動せず、病院に行き、医師の診察を受けましょう。

食事を改善したり、サプリメントで鉄分を補充したりすることで貧血が改善できれば、運動できる体になります。

もちろん、ただ鉄分を補うことだけではなく、五大栄養素をバランスよくとる食事を続けることが大切です。ヘモグロビンを作るためには、鉄分のほかにたんぱく質も必要です。バランスのとれた食生活が基本にあることが重要で、その上で、運動によって不調を治していきましょう。

ヨガだけで運動になる!?
理想は筋トレと有酸素運動も

これまで、女性は筋力が不足している傾向があり、筋トレをあまりやったことがない人も多い、という話をしてきました。

ところが一方で、最近は、女性でも6つにはっきりと割れた腹筋「**シックス・パック**」を目指したり、お尻の筋肉を鍛えて**ヒップアップ**したりする人が増えてきています。

これには、メディアの力も大きいでしょう。テレビや雑誌に登場する女優やモデルが、筋トレによってメリハリのあるボディラインを作っていることが話題になると、自分もやろうと思った女性がスポーツクラブに足を運ぶのです。

これはとてもいいことだと思います。

昔は、「筋トレをやると、ムキムキの体になるから嫌です」と敬遠する女性が多かったのですが、ずいぶんと意識が変わってきました。「筋肉がある女性は美しい」というイメージが定着してきているのです。

以前のスポーツクラブでは、男性は筋トレ、女性はダイエットのための有酸素運動という傾向がありましたが、最近はそうではありません。女性も積極的に、マシンやダンベルを使ったトレーニングで筋肉を鍛えています。

ただ、私がスポーツクラブで見かけた女性のなかには、負荷が低すぎて筋肉がつきそうにない人や、無理な体勢でバーベルを持ち上げようとして腰を痛めそうな人もいました。

そういった人は、効果的なトレーニングのためにも、スポーツクラブにいるトレーナーなどの専門家に、一度、相談することをお勧めします。

ヨガは筋肉をつけるための刺激が少ない

スポーツクラブでほかに人気のプログラムといえば、**ヨガ**です。

女性に「何か定期的に運動していますか？」と質問をすると、「はい、ヨガをやっています」と答える人は、意外とたくさんいます。

確かに、ヨガをやると、何となく「運動したな」という気持ちになるでしょう。

ただ、健康のために運動するとなると、ヨガだけでは強度が足りないのではないかと私は思います。

ヨガでは、呼吸を意識しながら、様々なポーズで全身の筋肉を引き伸ばしていきます。それ自体は、柔軟性を高め、意識を自分の内面に向けるという意味で、とてもよいエクササイズになります。それに、ある程度は血行の促進にもなります。

しかし、筋トレや有酸素運動の代わりになるかといえば、そうではないでしょう。

これまでお話ししてきたように、肥満を解消したり、将来のロコモや骨粗鬆症を予防したりするためには、筋肉がつくような運動をすることが重要です。ですが、ヨガだけで、十分に筋肉に刺激を与えることができるでしょうか。

もちろん、ヨガにも多くの種類があり、なかには筋肉が鍛えられるようなものもあるかもしれません。しかし、フィジカルトレーナーとしては、筋肉をつけるためには筋トレのほうが効率的だと考えています。

筋トレもジョギングもヨガもやり過ぎは注意！

誤解のないように言っておきますが、私はヨガを否定しているわけではありません。

仕事でのモヤモヤを解消したり、集中力を高めたりするには、素晴らしいアクティビティです。

男子ラグビーの日本代表チームが、ヨガをトレーニングに取り入れたことがニュースになりました。ハードな練習をしている選手がヨガによって自分の内面に意識を向けることで、メンタルが整えられ、パフォーマンスがアップして、ケガの予防にもなることでしょう。

フィジカルトレーナーとして理想を言えば、アスリートではない一般の人が健康のために運動するなら、週に2回は筋トレとジョギングなどの有酸素運動を行い、その上で週に1回程度、ヨガをやってもらいたいところです。

そうすればバランスがとれて、心身ともに健康になると思います。

「いや、ヨガだけでも健康になるはずだ！」と頻繁にヨガをやり続ける人がいるならば、今度はヨガの〝やりすぎ〟が心配になってきます。

ヨガは、骨盤を中心に四肢を動かします。筋力が弱い人が過剰にヨガをやってしまうと、骨盤周辺の筋肉の張力のバランスが崩れ、脊柱や股関節が安定しにくくなることがあります。

この〝やりすぎ〟の問題は、ヨガだけにとどまりません。筋トレやランニングも、やりすぎれば体に問題が起きます。

筋トレのやりすぎで腰を痛めたり、ランニングのやりすぎで股関節や膝を痛めたりする人もいるのです。

3ページでは、女性は男性に比べて運動習慣のある人の割合が少ないという話をしましたが、その一方で、運動にハマってやりすぎてしまう人が多いのも女性なのです。

運動に限らず、ダイエットにハマってやりすぎたり、健康にいいと思った食品をずっと食べ続けたりするのも、女性の特徴なのかもしれません。

食事も運動も、健康のためには、バランスが大切です。ぜひ、適度に取り組みましょう。

「下腹だけぽっこり」の人は子宮筋腫・卵巣のう腫かも？

女性には下半身を中心に脂肪がつく「皮下脂肪型肥満」が多く、男性にはお腹周りにぽっこりと脂肪がつく「内臓脂肪型肥満」が多いという話をしました。

ところが、もし女性で「下腹だけぽっこり」出ている人がいたら、それは「子宮筋《きん》腫《しゅ》」や「卵巣のう腫」かもしれません。

子宮筋腫と卵巣のう腫は、どちらも良性の腫瘍なので命に関わることはありませんが、月経トラブルなどの症状に悩む人も少なくありません。

子宮筋腫は、症状がなければ経過観察だけで大丈夫ですが、月経量が多くなったり貧血などの症状があって、日常生活に支障が出ている場合は、手術などの治療が必要になります。一方、卵巣のう腫は症状がなくても、「ぽっこり」するくらいの大きさになれば、手術で取り除くのが基本です。

どちらも女性にとって身近な病気なので、「下腹だけぽっこり」が気になる人は、産婦人科を受診しましょう。

第2章

「肩こり」は動的ストレッチと筋トレで解消！

肩こり

マッサージに行っても根本的な解決にはならない！

【どんな症状なのか？】
肩や首の周辺の筋肉に痛みや張り、コリが生じる

【どんな運動をする？】
動的ストレッチで血行をよくし、筋トレで肩周りの筋力をつける

「肩こり」で苦しんでいる女性は、とても多いと思います。

厚生労働省が発表した『国民生活基礎調査』（2016年）では、病気やケガなどの自覚症状がある人の割合は、**女性の第1位が「肩こり」でした**。それに第2位が「腰痛」、第3位が「手足の関節が痛む」と続きます。

肩こりがひどいとき、みなさんはどうするでしょうか？

マッサージに行く、という人は多いでしょう。マッサージに行けば、血行がよくなって痛みが取れます。ですが、しばらくすると再び、肩こりが再発してしまいます。すると、

女性の自覚症状がある人の割合

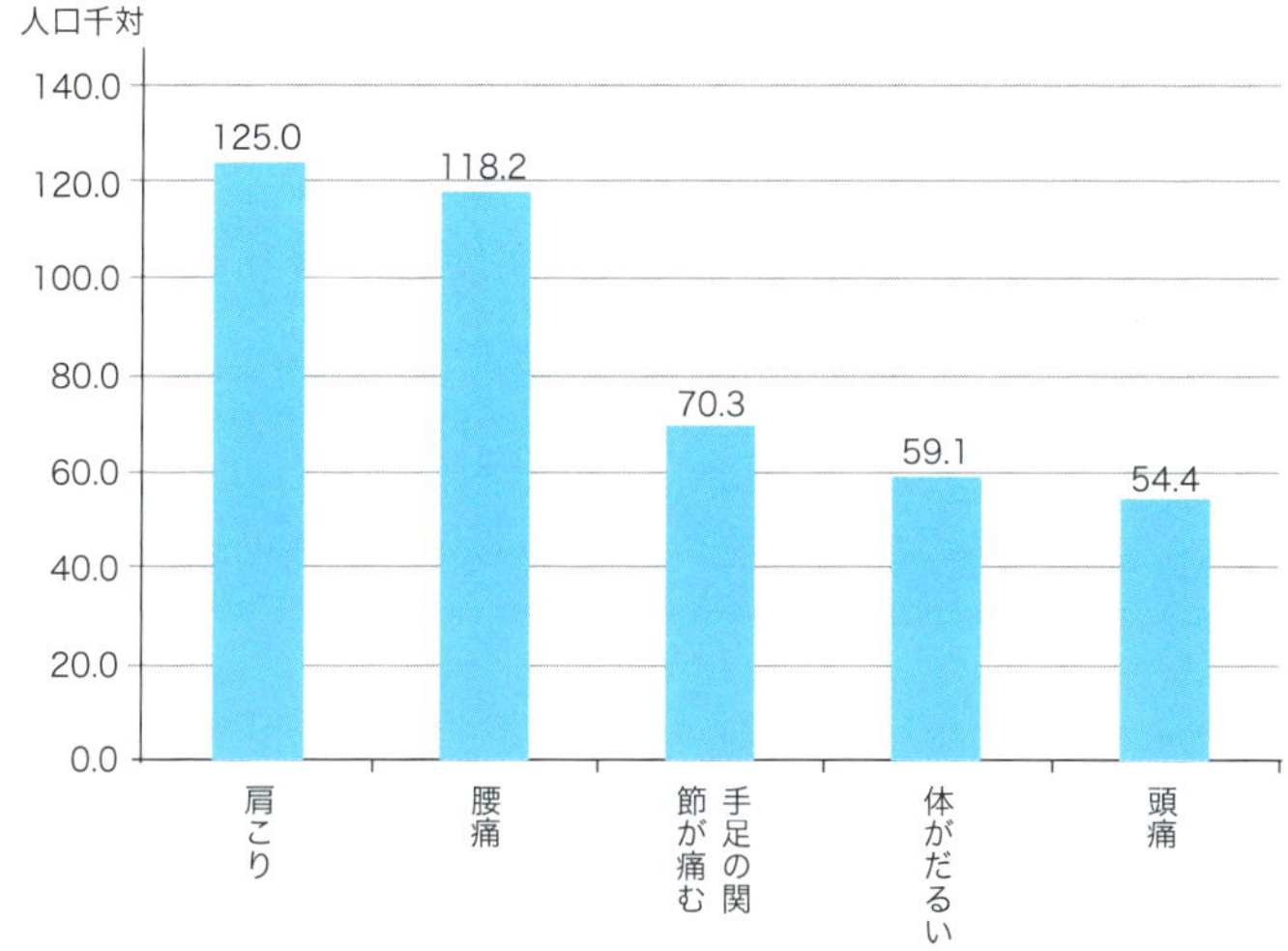

出典：厚生労働省『国民生活基礎調査』（2016年）

痛みに耐えかねて、またマッサージに行く……ということを繰り返すのです。

あるいは、肩こりがひどいときに整形外科に行くという人もいるでしょう。ひどい痛みが、肩こりではなく、実は**「頸椎《けいつい》ヘルニア」**や**「胸郭出口《きょうかくでぐち》症候群」**などの病気が原因だったという場合もあります。

頸椎ヘルニアでは、頸椎（首の骨）に圧力がかかって、椎間板の真ん中にある髄核《ずいかく》が飛び出して、神経を圧迫し、首や肩、腕などにしびれが生じます。また、胸郭出口症候群は、なで肩の女性に多く、やはり肩や腕などがしびれます。

そうした場合はぜひ整形外科に行って受診しましょう。

ただ、整形外科に行って病気の治療はできても、肩こりそのものは治すことができません。

それはなぜでしょうか?

肩こりの根本的な原因は何か?

肩こりの原因は、大きく次の3つが考えられます。

1 血行不良
2 筋力不足
3 ストレス

長時間にわたってパソコンで作業したり、重い荷物を持って移動したりすると肩こりが起きることとは、多くの人が経験したことがあると思います。

同じ姿勢でパソコンを長い時間操作していると、特定の筋肉が緊張した状態が続き、その血液の循環が悪くなります。重い荷物を持っているときも同様で、その荷物を持つために使っている筋肉の緊張が続くことで、そこが血行不良になるのです。

血行が悪くなると、その部分の筋肉に酸素や栄養素が適切に送り込まれなくなります。また、代謝によって作り出された老廃物も排出されにくくなります。その結果、コリや張り、痛みが生じてくるのです。

つまり、「**肩や首の周辺の筋肉が血行不良になる**」のが肩こりの正体なのです。

マッサージに行けば、血行がよくなるので、コリや痛みが消えるでしょう。ですが、それは一時的なものです。根本的な原因を解消しなければ、また肩こりになってしまいます。

肩こりの根本的な原因とは、女性に多い「**筋力不足**」です。

自分の頭や腕を支えるために使われる、特定の筋肉の力が弱くなると、少ない筋力で支えなければならないため、そこが緊張状態になってしまい、血液の流れが悪くなります。そのため、肩こりが繰り返されるのです。

肩こりを根本的に解消するためには、筋力をつけるしかありません。そのためには、筋トレが効果的であることは、言うまでもありません。

最後に、「**ストレス**」も肩こりの原因になります。

プレッシャーや悩み事などによって大きなストレスを抱えていると、それが筋肉の緊張をもたらし、肩こりが起きます。

私はフィジカルトレーナーとして、オリンピック選手なども指導することがあります。大きな大会の前になると、僧帽筋《そうぼうきん》（上部）という、頭蓋骨下から肩にかけての筋肉が張って肩こりがひどくなるという選手がいました。結果を出さなければ、というプレッシャーが肩こりを引き起こすのです。

同様に、仕事のプレッシャーや、職場や家庭の人間関係の問題がストレスとなり、自律神経が乱れて肩こりが起こることもあるでしょう。どのようにして自律神経が乱れるのかについては、112ページから詳しく解説します。

肩こりを解消するには動的ストレッチと筋トレ！

同じ姿勢をとり続けたことで起きた筋肉の緊張をほぐし、血行をよくするには、どのような運動がいいでしょうか？

筋肉の緊張をほぐすのだからストレッチがいいと思う人は多いでしょう。ストレッチには、大きく分けて「**静的**《せいてき》**ストレッチ**」と「**動的**《どうてき》**ストレッチ**」の2種類があります。

静的ストレッチは筋肉をゆっくりと伸ばすもの、一方の動的ストレッチは四肢を中心にいろいろな方向に体を積極的に動かすものです。

肩こりに効果が期待できるのは、主に動的ストレッチです。長時間のパソコン操作などで凝り固まった筋肉は、「伸びた状態」で固まっていることが多く、それをほぐすには動的ストレッチの出番なのです。

84ページから、肩こり対策の動的ストレッチを紹介します。肩甲骨の周りにある筋肉を動的ストレッチで繰り返し動かすことで血行がよくなり、緊張がほぐれていきます。デスクワークで疲れたときにこれを行うと、頭がスッキリするでしょう。

また、筋力不足を解消するためには、肩周りの筋トレを行います。ここでは、水の入ったペットボトルをダンベルの代わりに使った筋トレを紹介しましょう。

肩周りの筋トレをやってみて、きついと思ったら、ペットボトルの中の水を減らしてみたり、ペットボトルの大きさを変えてみて調整してください。

筋力不足が解消できて、姿勢を保持できるようになれば、慢性的な肩こりを解消できる可能性が高まります。ぜひ取り組んでみてください。

ストレスが原因で肩こりが起きている場合は、運動によってストレスを解消するのもいいでしょう。一定のリズムを刻むような運動を行うと、気分転換になります。肩こり対策の動的ストレッチでも、精神的な緊張をほぐす効果も期待できます。

また、ストレスから緊張して眠れないという人は、117ページから紹介している「**漸**《ぜん》**進的筋弛緩法**《しんてききんしかんぽう》」を試してみてください。グッスリと眠れるうえに、肩こり解消の効果も期待できるでしょう。

自律神経のトラブルが解消されると、それが原因で起こっていた頭痛や、肩こりも治まっていきます。ぜひ、マッサージだけに頼るのではなく、自分の力で改善に取り組んでみてください。

【肩こり対策 動的ストレッチ】

①肩甲骨の三角運動 血行促進

動画
で解説
p.15
参照

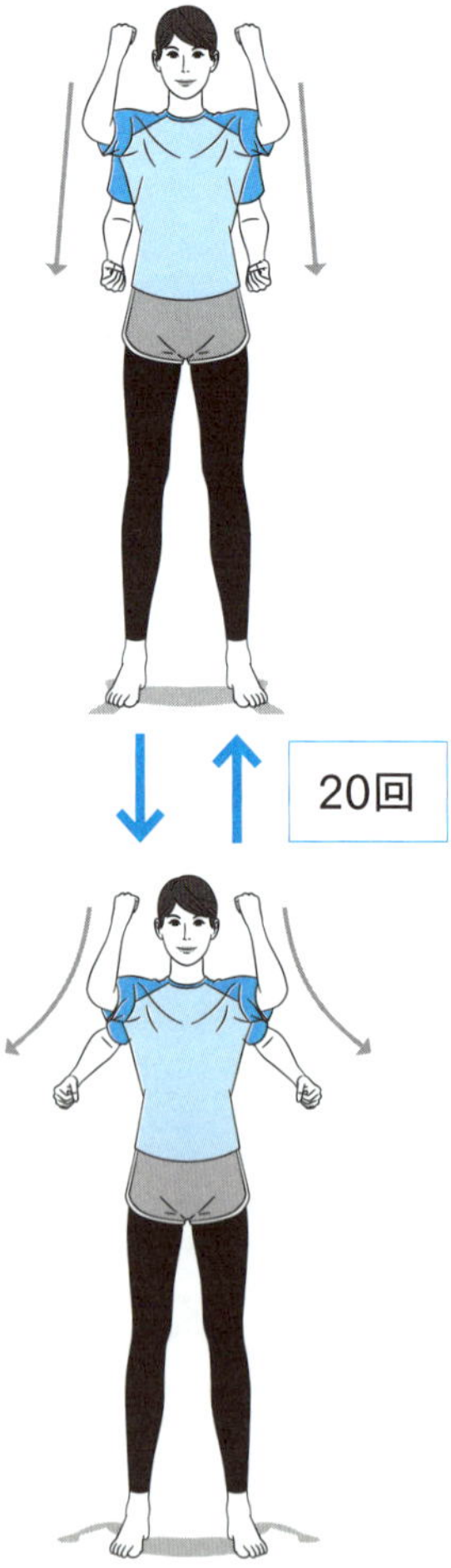

1.

両腕を曲げたまま上に引き上げ、まっすぐ下に引き下ろす。

2.

次に、腕を引き上げてから、肘を斜めに開きながら下ろす。1と2を交互にリズミカルに行い、肘で三角形を描く。

【肩こり対策 動的ストレッチ】

②肩甲骨の円運動 血行促進

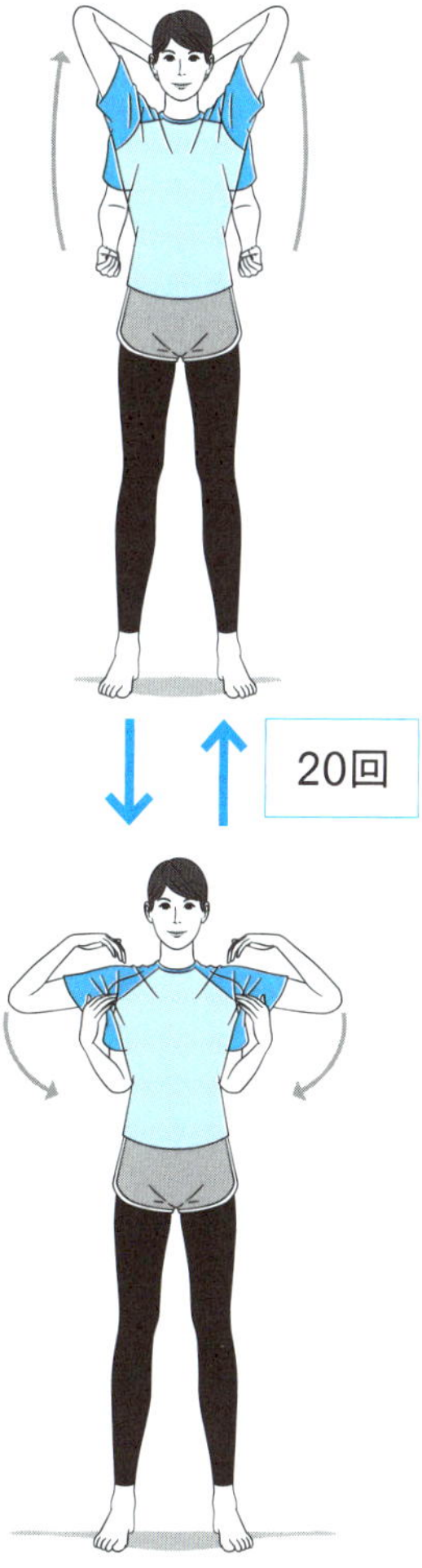

1.

両腕を曲げたまま肘を大きく前方に持ち上げていく。

2.

肘が真上まできたら肩甲骨を寄せるようにして、肘を開きながら下ろしていく。肘で円を描くようにリズミカルに回す。

【肩こり対策 動的ストレッチ】

③肩甲骨の三角運動&円運動 血行促進

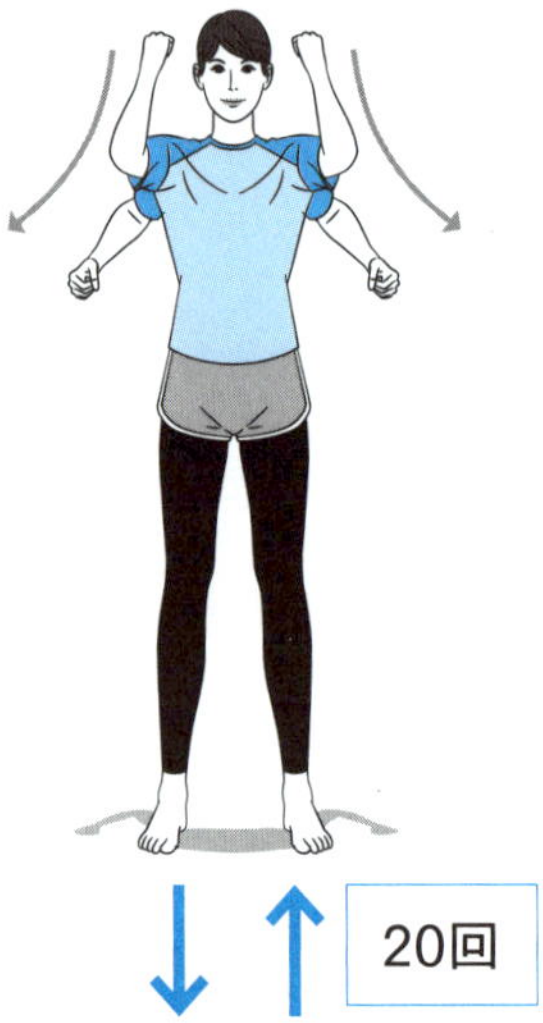

1.

両腕を曲げたまま上に引き上げ、肘を斜めに開きながら下ろす。

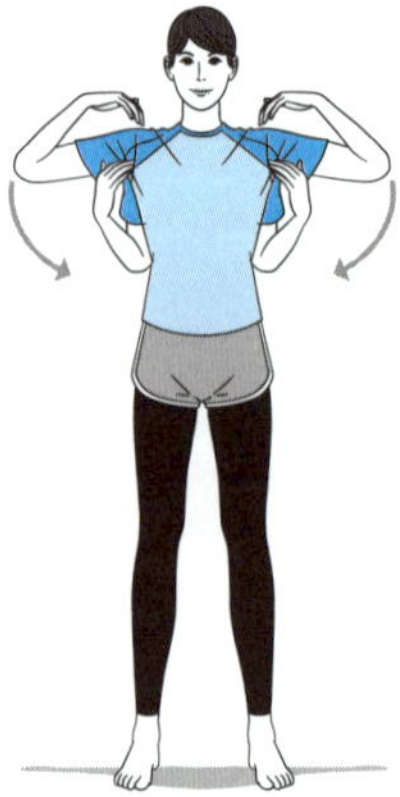

2.

肘を大きく前方に持ち上げ、真上まできたら肩甲骨を寄せ、肘を開きながら下ろしていく。肘で円を描くようにする。1と2を交互にリズミカルに繰り返す。

【肩こり対策 動的ストレッチ】
④肩甲骨のサークル運動 血行促進

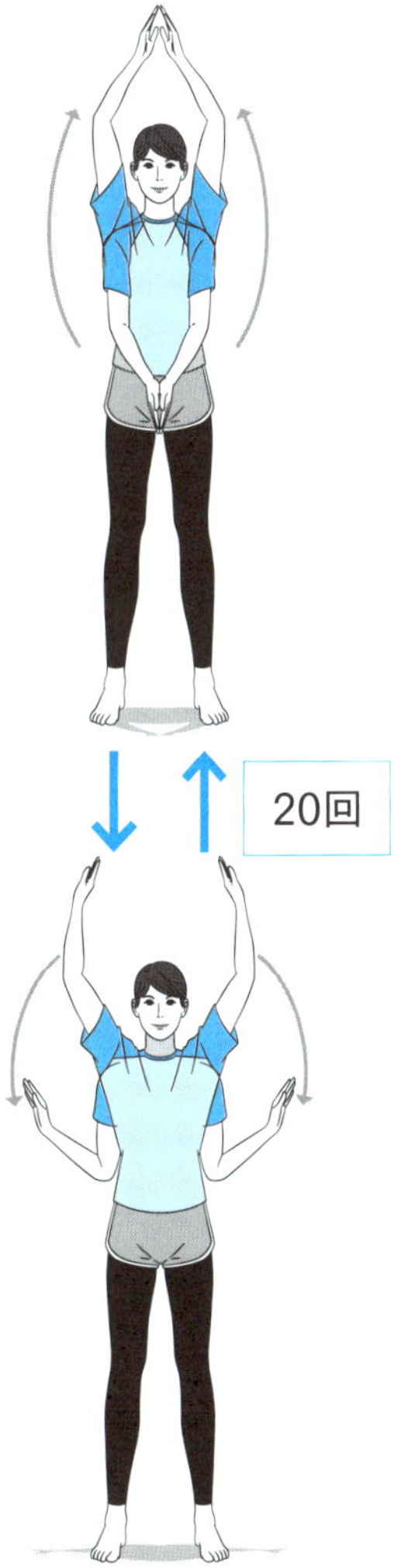

1.

両手を下で合わせ、そのまままっすぐ上に持ち上げる。

2.

上で手を返し、肘をゆっくり引いていく。再び下で手を合わせ、1と2をリズミカルに繰り返す。

【肩こり対策 動的ストレッチ】

⑤肘の引き寄せとうなずき運動 血行促進

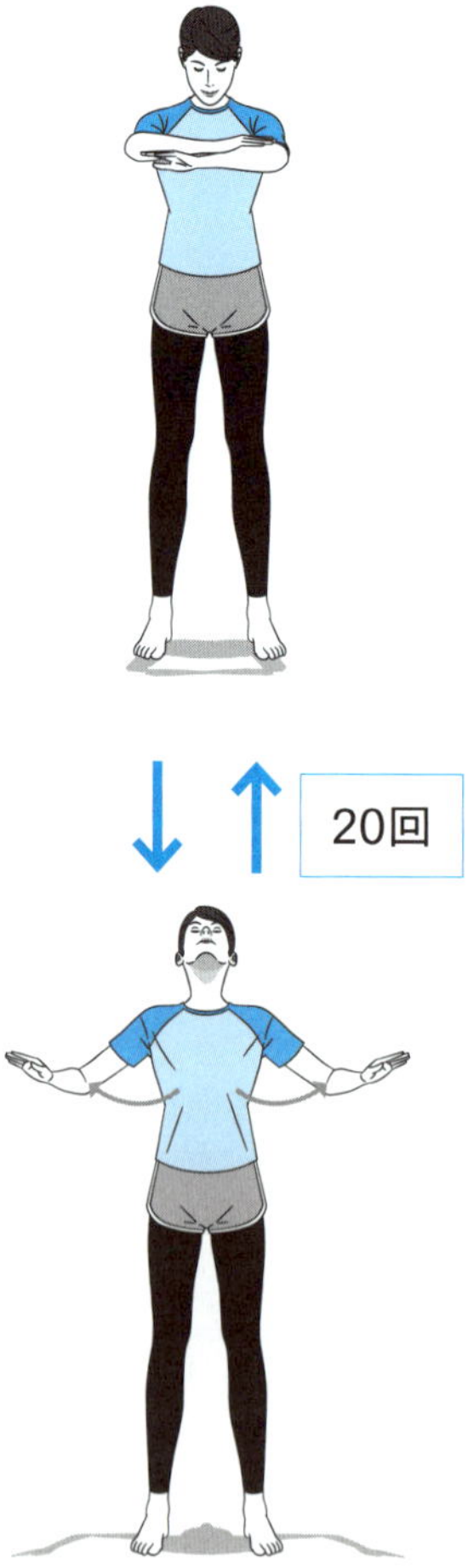

1.

肘を曲げて両腕を体の前で重ね、あごを引いてうなずく。

2.

肘を開いて肩甲骨を寄せると同時に、顔を上に向ける。肩甲骨を寄せる動きと首の動きを併せて行う。1と2をリズミカルに繰り返す。

【肩こり対策 肩周りの筋トレ】
①サイドレイズ　三角筋

動画で解説 p.15参照

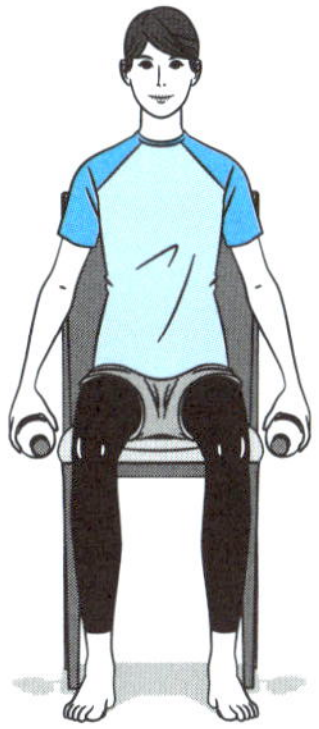

1.

椅子に座り、腕を伸ばした状態で、500mLか1Lのペットボトルをそれぞれ両手に持つ。

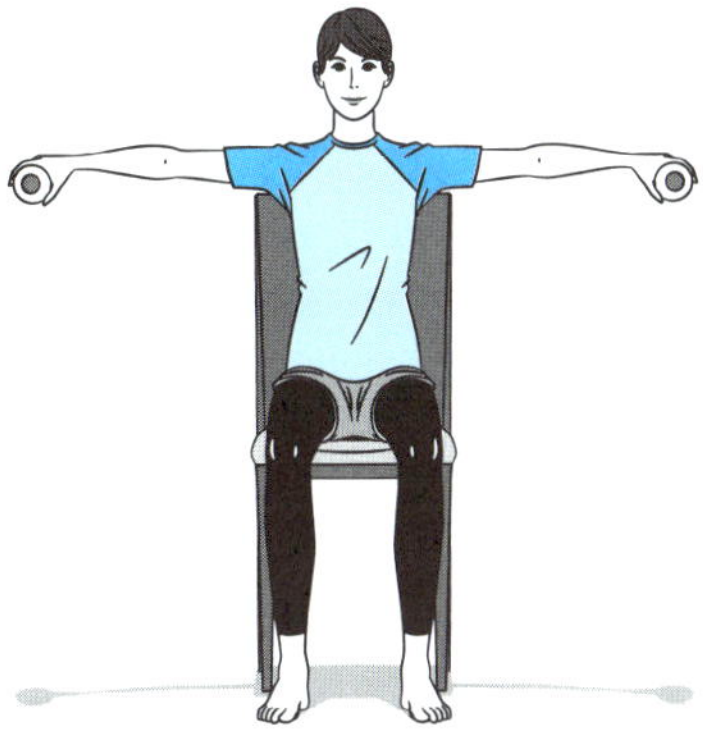

2.

腕を伸ばしたまま、ゆっくりペットボトルを横に持ち上げ、腕が床と平行になったら、今度は下げていく。肩をすくめないように注意する。20回×2セットを目標にする。

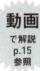

【肩こり対策 肩周りの筋トレ】

②ショルダープレス 三角筋

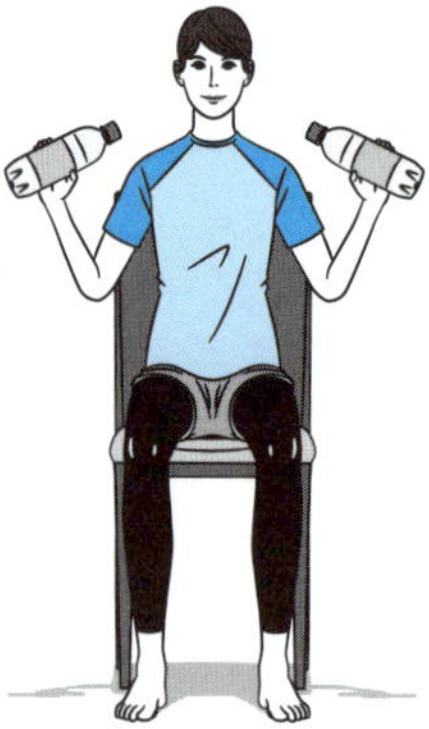

1.

椅子に座り、肘を曲げた状態で、500mLか1Lのペットボトルをそれぞれ両手に持つ。

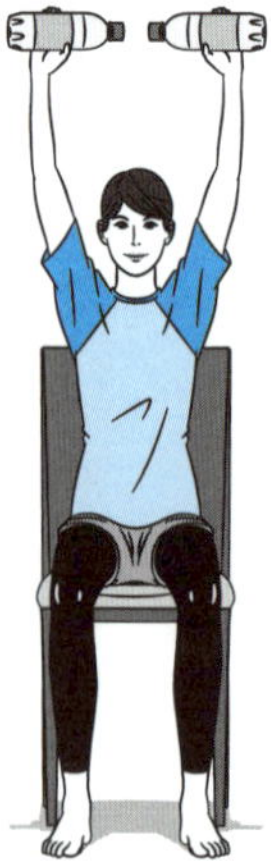

2.

両手のペットボトルを、肩の上あたりから、ゆっくり上に押すようなイメージで持ち上げていく。腕が伸び切ったら、今度はペットボトルを下げて元の体勢に戻る。20回×2セットを目標にする。

「低血圧」や「貧血」が原因の肩こりにも注意！

筋肉が血行不良になることで肩こりは起きます。同じ姿勢を取り続けたことで特定の筋肉の緊張が続き、血行不良になった場合は、これまでに紹介したように動的ストレッチによって解消できます。

ところが、ほかに原因があって筋肉の血行不良が起きている場合もあります。例えば、低血圧の人は、血液が十分に筋肉に巡らないため、血行不良が起きます。また、貧血の場合は、筋肉に酸素を十分に供給できないため、肩こりになることがあります。

低血圧には、体質によって起こる「本態性低血圧」と、立ちくらみがしたり、通勤電車などで長時間立っていると気分が悪くなる「起立性低血圧」とがあります。いずれも症状を改善するためには、生活習慣の見直しが大切です。

また、貧血を治療するには、医師と相談して、薬やサプリメントを使用することも視野に入れたほうがいいでしょう。

第3章

「脚のむくみ」も筋力不足が原因だった！

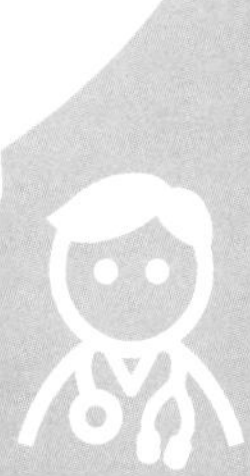

脚のむくみ

運動で脚のむくみをとってスッキリしよう！

【どんな症状なのか？】
ふくらはぎの筋肉のポンプ機能が弱く、血液が戻りにくい

【どんな運動をする？】
筋肉に力を入れて静止したあと、素早く動作を繰り返してポンプ効果を高める

フィジカルトレーナーとして女性から相談を受けると、「**脚のむくみ**はどうしたらいいですか？」と聞かれることがよくあります。

夕方になると脚がむくんできて、履いている靴もきつくなり、だるくてつらいのでなんとかしたい、とか。むくんでいるために帰宅するときの足どりが重く、一刻も早く脚をソファの上にあげて楽になりたい、といった話はよく聞きます。

「むくみ」とはどのような現象でしょうか？

人間の体は約6割が水分だと言われています。そのうち、3分の2は細胞の中にあり、

残りの3分の1は細胞の外にあります。そして細胞の外にある水分は、血液に含まれる水分と、細胞と細胞（細胞間隙）の間を埋めている水分とに分かれます。

こうした体の水分の配分バランスが崩れて、細胞間隙に水分がたまってしまうことを、「むくみ」といいます。血管から細胞間隙に流れ出る水分が多くなってしまったり、細胞間隙から血管やリンパ管へ吸収される水分が減ったりすると、むくむのです。

また、水分をとりすぎると、むくみやすくなります。体内の水分量が多くなるので、血管から細胞間隙に流れ出る水分が増えるからです。同様に、塩分のとりすぎでもむくみやすくなります。塩分をとると、それが水分を多く取り込む性質があるナトリウムとなって体内へ運ばれるからです。

このほか、**睡眠不足**や、**睡眠前の飲酒**、**ストレス**なども、むくみの原因となります。また、太っている人、背の高い人も、脚がむくみやすいと言われています。

「ミルキングアクション」の不足が原因

脚がむくむ場合でも、靴下のあとが少しつくくらいなら正常な状態です。一晩寝たら治ってしまうような一過性のものであれば、心配する必要はないでしょう。

脚のむくみはどのようにして起きるのでしょうか。

通常、心臓から出た血液は、動脈から脚の毛細血管を通って、静脈に流れ込みます。そして静脈では、重力に逆らって、下から上に向かって血液が流れ、再び心臓へと到達します。そのため、静脈には血液の逆流を防ぐための「弁」があります。

重力に逆らって静脈の中を血液が流れるのは、なかなか大変です。もし、心臓から血液を押し出す力だけで、脚の静脈の中を重力に逆らって血液を流そうとしたら、心臓に相当な負担がかかってしまいます。

そこで筋肉の出番です。ふくらはぎなど脚の筋肉が血管の周りで収縮・弛緩を繰り返すことで、血液が心臓に向かって押し出されます。この現象のことを「静脈還流」と言います。また、この筋肉の働きは、牛の乳搾りと似ていることから、「**ミルキングアクション**」とも呼ばれています。

そして、こうしたポンプの作用を持っていることから、ふくらはぎは〝第2の心臓〟とも呼ばれているのです。

座った状態よりも立った状態のほうが、より重力に逆らって血液が流れないといけない

筋肉によるポンプ効果（ミルキングアクション）のイメージ図

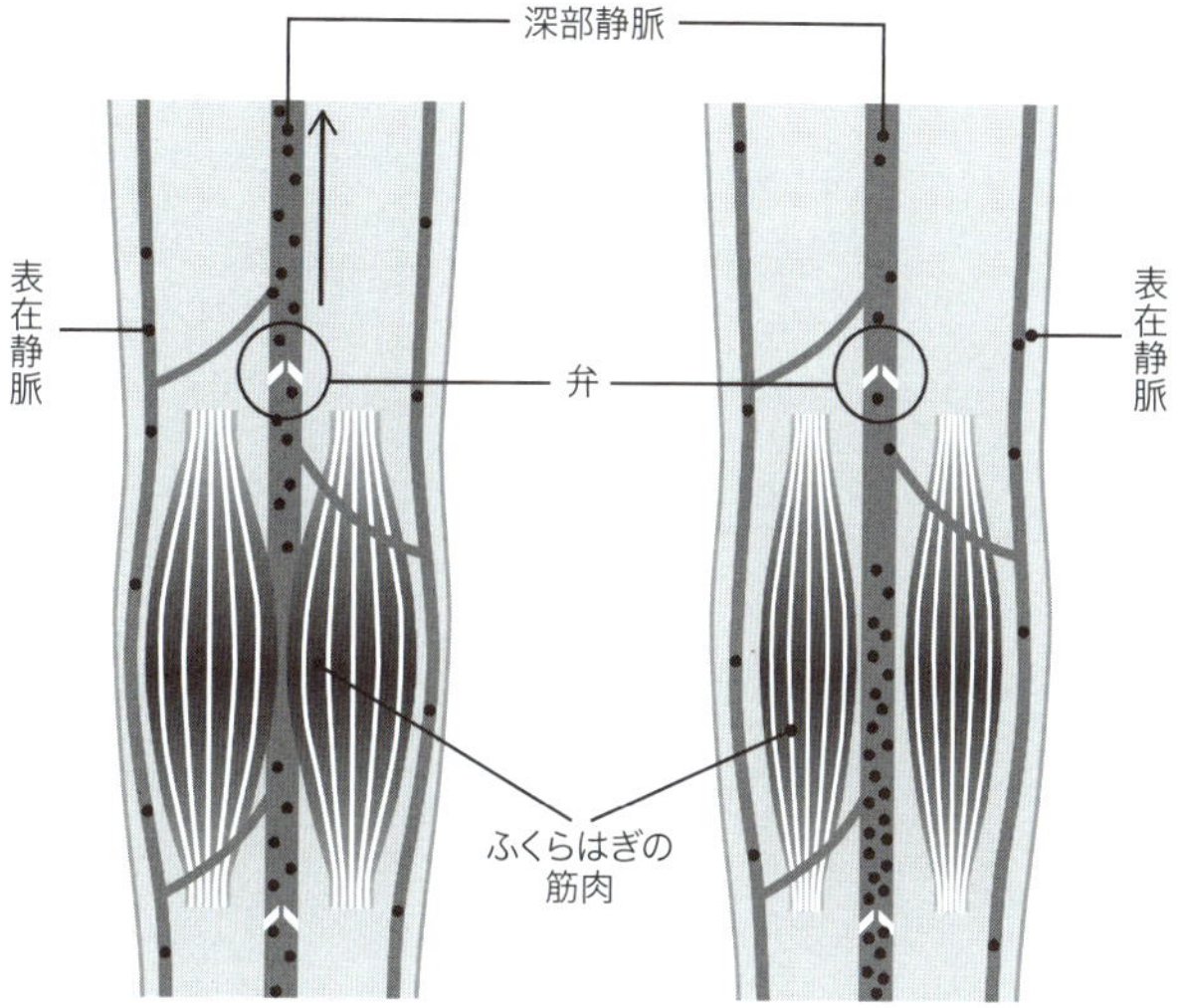
筋肉のポンプが
働いている状態
筋肉のポンプが
働いていない状態

ので、立ち仕事をしている人のほうが脚がむくみやすくなります。立った状態で同じ姿勢を続けていると、ミルキングアクションが起こりづらいのです。

また、デスクワークでも、脚の筋肉を動かさない状態が長く続くと、やはりむくんでしまいます。

さらに、**筋力不足**の人も、ミルキングアクションが十分に起こりづらいので注意が必要です。

〝第2の心臓〟の力が弱いのですから、慢性的な脚のむくみに悩まされてしまうことでしょう。ふくらはぎをもんだり、お風呂に入ってマッサージすれば一時的には解消するかもしれませんが、またすぐに脚がむくんでしまうのです。

筋力不足で脚がむくんでしまう人は、根本的な原因を解消するために、筋トレによって筋力をつける必要があります。

アイソメトリクスを取り入れた運動を

脚のむくみがひどいとき、どうするのがいいでしょうか？

ふくらはぎを手でもんだり、湿布を貼ったりする人は多いでしょう。それで改善すればいいのですが、効果が小さい場合は、１０４ページから紹介する運動を試してみてください。きっと、むくみがとれてすっきりするでしょう。

いずれも、太ももやふくらはぎを使った運動です。ポイントは、まず太ももやふくらはぎの筋肉にぐっと力を入れて、そのままの体勢で5秒間静止することです。このように、筋肉を緊張させた状態で静止することを、専門的な言葉で「**アイソメトリクス**」といいます。

力を入れた状態で5秒間静止することで、太ももやふくらはぎの血液をあえて一時的にうっ血させます。その状態から急に、素早く**フロントランジ**や**サイドランジ**の動きを繰り返すことで、筋肉によるポンプの効果を引き出します。

筋力不足で脚がむくみやすいという人も、この運動を繰り返し行えば、徐々に筋力がついてきます。ただし、もっと本格的に筋力をつけるためには、30ページから紹介している下半身の筋トレを行うといいでしょう。

下肢静脈瘤や心臓・腎臓の病気が原因のことも！

脚のむくみは、ごくありふれた症状ですが、その陰に病気が隠れていることもあります。

例えば、「**下肢静脈瘤**《かしじょうみゃくりゅう》」です。これは45歳以上の日本人で5人に1人がなるとも言われている、よくある病気です。［日本医事新報.2016;4824:24-27.］

下肢静脈瘤では、その名の通り、脚の静脈に「瘤《こぶ》」のようなものができて、血液がたまった状態になります。太ももの裏側や、ふくらはぎに、ボコボコと浮き出たような膨らみができたり、蜘蛛の巣状の血管が見えたりします。

この下肢静脈瘤になると、脚がむくむことがあるのです。

先ほど、脚の静脈には、血液の逆流を防ぐための弁があるという話をしましたが、この弁が壊れてしまうことで、血液が心臓に戻りにくくなり、静脈の中に留まってしまい瘤ができます。

下肢静脈瘤では、**脚がだるい**、**重く感じる**、そして**かゆい**という症状が出ることがあります。こうした症状が気になる場合は、医療機関での治療が必要になることが多いので、受診しましょう。

一方、皮膚の表面に近い静脈が蜘蛛の巣状に広がって見えるだけで、ほかに脚がだるいなどの症状が出ていない場合は、１０４ページから紹介する、脚のむくみ対策の運動で改善することがあります。ふくらはぎなどの筋肉によるミルキングアクションが弱いと、弁が壊れやすくなるからです。

なお、通常の脚のむくみが両脚に起きるのに対し、下肢静脈瘤によるむくみは、多くの場合、その静脈瘤ができた片脚に起きることになります。

「エコノミークラス症候群」によるむくみ

いわゆる「**エコノミークラス症候群**」（旅行者血栓症）でも脚がむくむことがあります。

飛行機のフライトなどで、長時間にわたって脚を動かさずにいると、血液がよどんで固まり、脚の静脈に血の塊（血栓）ができます。

血栓によって静脈が詰まってしまうと、脚がむくんだり、痛みが出たり、脚が変色するなどの症状が出るのです（深部静脈血栓症）。そして、血栓が肺に達し、肺動脈をふさいでしまうと、息切れや胸の痛みが生じたり、血圧が低下して命に関わる場合もあります（肺血栓塞栓症）。

エコノミークラス症候群を予防するためには、フライト中などでも、脚を手でマッサージしたり、つま先とかかとの上げ下げなどの運動によって、血流を促したりすることが大切です。

月経前に自然と起こるむくみ

女性はホルモンの影響によってもむくみが起きます。

月経前症候群（PMS）の症状によってむくむ場合がそうです。PMSとは、生理の前に3〜10日間続く、精神的あるいは身体的な症状で、女性ホルモンの変動が関わっていると考えられています。

月経前には、**黄体ホルモン（プロゲステロン）**が上昇します。その影響で、むくみやすくなるのです。なお、この場合には、脚だけでなく、全身がむくみます。

黄体ホルモンの増加によるむくみは、病気ではなく、体の生理的な反応です。

このむくみについても、ふくらはぎを手でマッサージしたり、また運動によってミルキングアクションを起こすことで、ある程度の改善が期待できるでしょう。

心臓や腎臓、甲状腺の病気で起こるむくみ

このほか、内臓の病気によってむくみが出ることもあります。

例えば、**心不全**によって心臓が血液をうまく巡らせられなくなったり、**腎不全**によって腎臓が水分をうまく尿として排泄できなくなったときです。血液のめぐりが悪くなったり、体内の水分が多くなると、血管から細胞間隙に流れ出る水分が増えるからです。

また、**甲状腺の病気**でもむくむ場合があります。こうした病気は、もちろん医療機関を受診する必要があります。

【脚のむくみ対策エクササイズ】

①沈み込みの深いフロントランジ 下肢全体

動画
で解説
p.15
参照

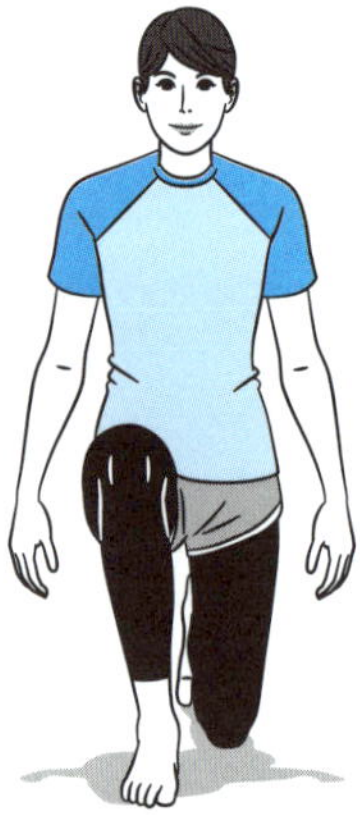

5秒静止

1.

片脚を大きく前に踏み出して腰を深く沈み込ませ、フロントランジを行う。この状態で5秒静止する(アイソメトリクス)。これにより、脚に血液をあえて一時的にうっ血させる。

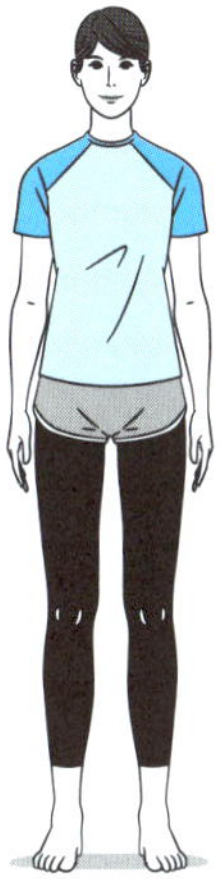

5回

2.

一度、立ち上がり、続いて、先ほどと同じ脚を前に踏み出してフロントランジを、5回続けて素速く行う。左右反対側も同様に行う。2セットを目標にする。

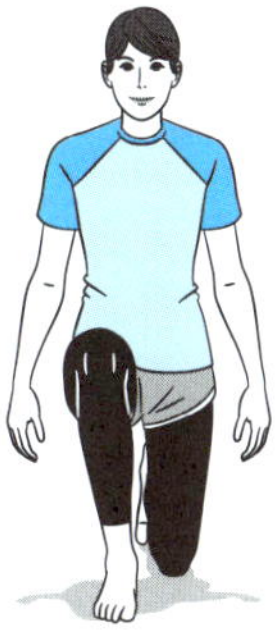

【脚のむくみ対策エクササイズ】

②沈み込みの深いサイドランジ 下肢全体

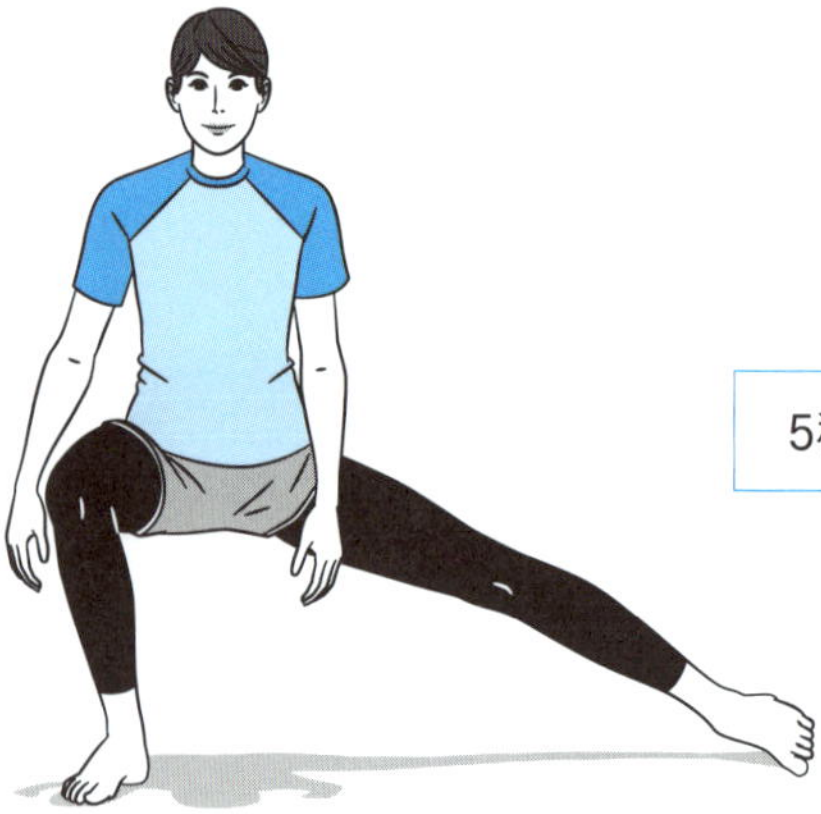

5秒静止

1.

片脚を大きく横に踏み出して腰を深く沈み込ませ、サイドランジを行う。この状態で5秒静止する（アイソメトリクス）。これにより、脚に血液をあえて一時的にうっ血させる。

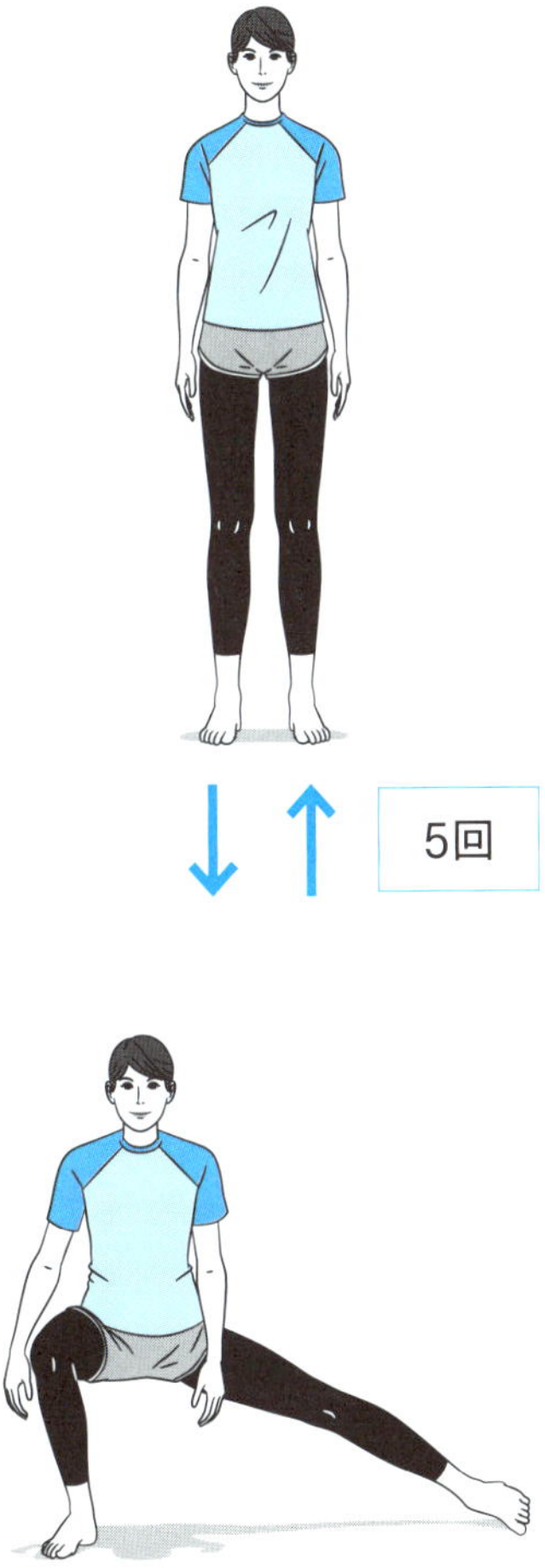

2.

一度、立ち上がり、続いて、先ほどと同じ脚を横に踏み出してサイドランジを、5回続けて素速く行う。左右反対側も同様に行う。2セットを目標にする。

【脚のむくみ対策エクササイズ】

③両脚カーフレイズ 太もも全体/ふくらはぎ

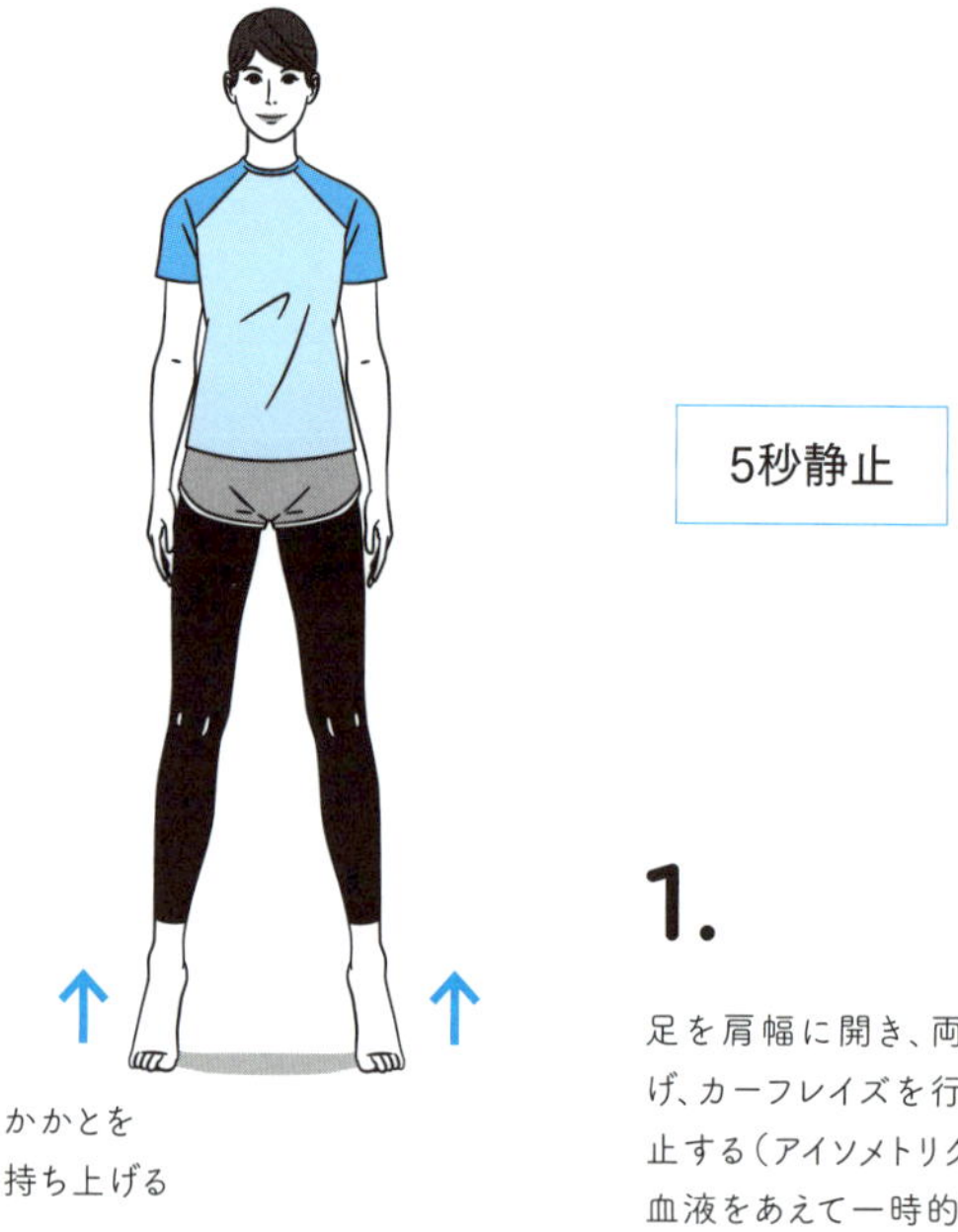

1.

足を肩幅に開き、両方のかかとを持ち上げ、カーフレイズを行う。この状態で5秒静止する（アイソメトリクス）。これにより、脚に血液をあえて一時的にうっ血させる。

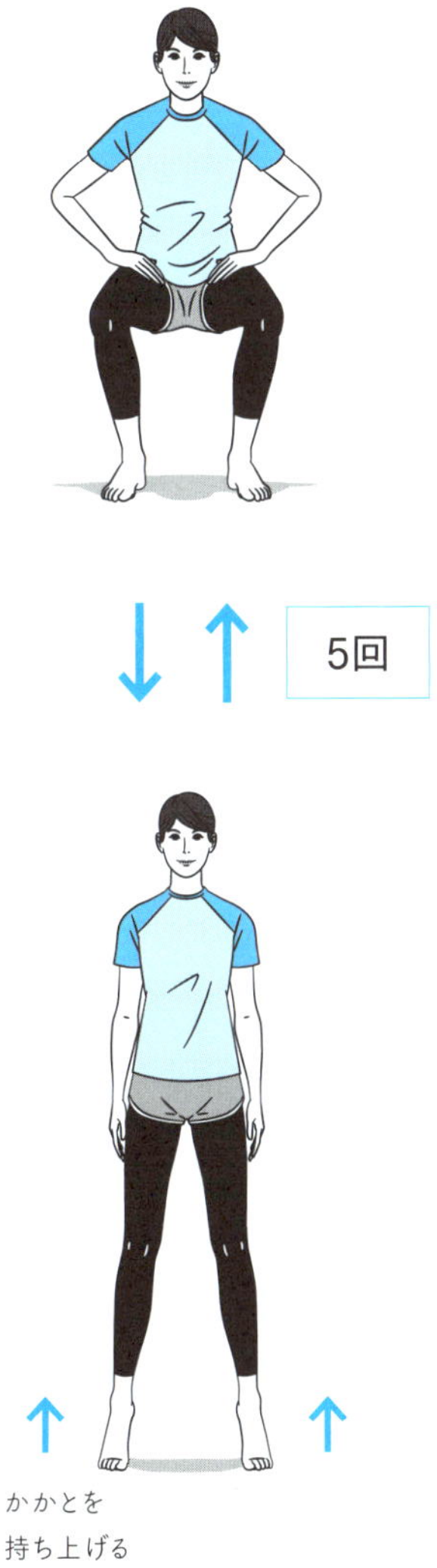

2.

スクワットの動作で腰を落とし、腰を上げるときにかかとを持ち上げ、カーフレイズを行い、元の体勢に戻る。これを5回続けて行う。2セットを目標にする。

第4章

「自律神経の乱れ」を整えるには？

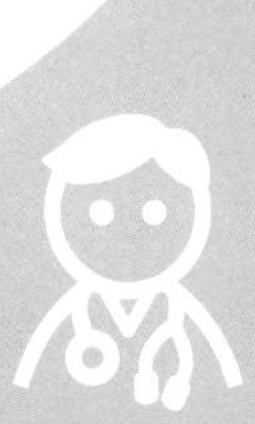

自律神経のトラブルは仕事を減らしても治らない？

【どんな症状なのか？】
交感神経と副交感神経のバランスが崩れ、だるい、ふらつく、食欲がないなどの症状が出る

【どんな運動をする？】
気分転換になるような運動、一定のリズムを刻むような有酸素運動

何となく体が不調というとき、女性は病院に行くと「**自律神経**が乱れていますね」と言われることがよくあります。

自律神経とは、循環器や消化器、呼吸器などの活動を調整するために24時間働き続けているもので、「**交感神経**」と「**副交感神経**」の2つから成り立っています。

交感神経は、心拍数や血圧を上昇させ、体を活動的にします。副交感神経は、逆に心拍数や血圧を下げ、体をリラックスした状態にします。

人間は、朝起きると交感神経が活発になり、昼間活動し、家に帰ってから徐々に副交感

神経が優位になって、夜に眠ることができます。

この交感神経と副交感神経のバランスが乱れてしまうと、**だるい、ふらつく、朝起きるのがつらい、食欲がない、立ちくらみがする、手足がしびれる、**など様々な症状が現れるのです。

多くの女性がこのような症状を経験したことがあるでしょう。

自律神経を整えるポイントは３つ

「最近、忙しかったから、自律神経にトラブルが起きているのかもしれない。仕事をセーブしようかな」と考える人は多いようです。

実際、医師も、「仕事が忙しいから自律神経が乱れているかもしれませんね」などと言ったりするようです。

しかし、仕事を減らしただけでは、問題は解決できないかもしれません。

自律神経の乱れを解消するためにできることは、大きく次の3つです。

1　肥満の解消
2　禁煙
3　運動不足の解消

肥満の人は、交感神経の働きが乱れてしまう人が多いと言われています。通常は、交感神経の働きによって副腎から「アドレナリン」というホルモンが出て、体が活動的になります。アドレナリンには、脂肪を燃焼させ、脂肪をためにくくする効果もあります。ところが、肥満の状態が続くと、交感神経が慢性的過緊張になってしまいます。［Front Physiol. 2017;8:665.］

また、逆に、交感神経の働きが低下して、肥満になっているという人もいます。そんなに食べていなくても太ってしまうので、肥満が解消できないのです。

一方、**喫煙**は交感神経の働きを刺激します。喫煙者は、朝起きたときにタバコを一服すると目が覚めると言いますが、まさにそれです。タバコの煙を喫煙者ではない周りの人が吸う「副流煙」によっても、交感神経と副交感神経のバランスが乱れるのではないかと言われています。

運動は、肥満の解消につながるとともに、ストレス解消にもなるので、自律神経を整えるために最適です。ストレスマネジメントのためにも、ぜひ習慣的な運動を取り入れましょう。

なお、女性の場合、**月経前症候群（ＰＭＳ）**や、**更年期**でホルモンのバランスが変化して、自律神経が乱れることもあります。更年期症状については、１２６ページから詳しく説明します。

気分転換になる運動なら何でもＯＫ！

それでは、自律神経を整えるためには、どのような運動をするのがいいでしょうか？

例えば、生活習慣病を改善・予防するための運動であれば、どの程度の運動強度の有酸素運動や筋トレを、週に何回行うのがいいか、というのがガイドラインである程度決められています。一方で、自律神経を整えるための運動は、それとは少し違います。

要はストレスが解消できて、グッスリと眠るための運動ですので、種目は何でもいいのです。きちんと睡眠がとれて、疲労が回復できれば、自律神経を整えられます。

睡眠不足は自律神経が乱れる原因になりますので、きちんと眠ることが大切なのです。

仕事帰りにテニススクールに通ったり、スポーツクラブに行ってダンスのクラスで汗を流したりするのでもいいでしょう。プールで黙々と泳いでもいいかもしれません。

運動で普段とは違う空間に身を置き、何かに没頭することで、気分転換ができます。ランニングひとつとっても、耳元で聞こえる風を切る音や、肌で感じる空気の違い、スピード感などで、いつもと違う環境になりますよね。

また、ランニングや水泳のように一定のリズムを刻むような運動は、没入感を高めてくれます。

こうした運動によって、仕事や悩みごとなど、ストレスの原因になっていることを頭から一時的にでも取り除いてやると、リラックスできるのです。

ただ、運動するときは、心拍数や血圧が上がり、交感神経の働きが活発になるので、夜に運動する場合は注意が必要です。

人によっては、仕事から帰ってから夜にランニングをすると、交感神経が優位になって、なかなか眠くならない、ということもあるからです。

どうしても夜にしか運動ができないのであれば、運動後のストレッチなどでうまくクールダウンして、睡眠に支障が出ないようにしましょう。

緊張をほぐす「漸進的筋弛緩法」

夜になっても副交感神経が優位にならず、なかなか眠れない、あるいは眠りが浅く、夜中に目が覚めてしまったり、朝早く目が覚めてしまう、といった**「不眠」**の症状で悩んでいる人も少なくないでしょう。

十分に睡眠がとれない状態が続くと、やがて疲労が蓄積し、健康が損なわれていきます。疲労の回復には何よりも睡眠が一番であり、マッサージに行ったとしても、睡眠時間が不足していれば体は元気になりません。

ですから、医師の判断によっては、睡眠導入剤を処方してもらってでも、十分な睡眠を確保しなければなりません。ただ、薬に頼る前に、ぜひ運動によって、自分の力で自律神経を整えてみてください。

もし体は疲れているのに緊張感があって眠くならないのであれば、夜になっても交感神経が優位なままになっている可能性があります。そんなときに試してもらいたいのが、

「漸進的筋弛緩法《ぜんしんてききんしかんほう》」です。

これは、100年ほど前にアメリカの医師、エドモンド・ジェイコブソンによって開発されたメソッドで、頭からつま先まで、全身の筋肉を徐々にゆるめていくものです。

漸進的筋弛緩法では、あえて一度、筋肉に6〜7割の力を入れ、緊張させてから、一気にストンと力を抜き、弛緩させるということを繰り返します。

精神的な緊張があると、筋肉も緊張して体に力が入って、血行が悪い状態になります。そこで、一度、力を入れてから、筋肉を弛緩させることで、精神的な緊張も緩め、リラックスさせるのです。

私がフィジカルトレーニングを担当しているアスリートにも、この漸進的筋弛緩法をやってもらっています。大きな大会が近づくと選手はプレッシャーを受けるものですが、漸進的筋弛緩法でリラックスすると、きちんと睡眠が取れるので結果にも結びつくのです。

ただ、アスリートが行う漸進的筋弛緩法は、とても細かく時間もかかるので、ここではその簡易版として、椅子に座って手や肩から始まり、全身へと広げていく漸進的筋弛緩法を紹介します。

簡易版でも十分に効果が実感できるので、試してみてください。また、寝る前だけでなく、デスクワークなどで肩周りの筋肉が緊張したりした場合にも有効です。自分が緊張しているなと感じたときに行ってみましょう。

【漸進的筋弛緩法】
①椅子に座って「手」の筋弛緩法

動画で解説 p.15参照

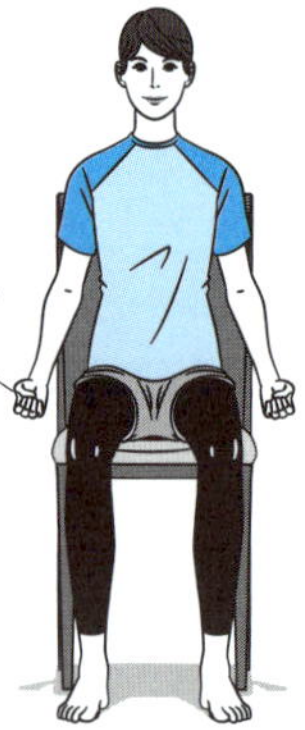

5秒

1.

椅子に座り、両腕を伸ばし、手のひらに力を入れながら握っていく。6〜7割程度の力で拳を5秒握りしめる。

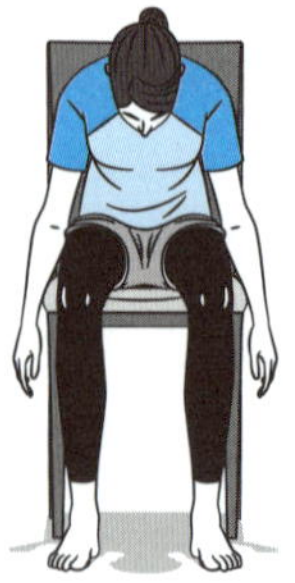

10秒

2.

一気にストンと力を抜く。脱力した状態で10秒キープ。これを2〜3セット繰り返す。

【漸進的筋弛緩法】
②椅子に座って「肩」の筋弛緩法

5秒

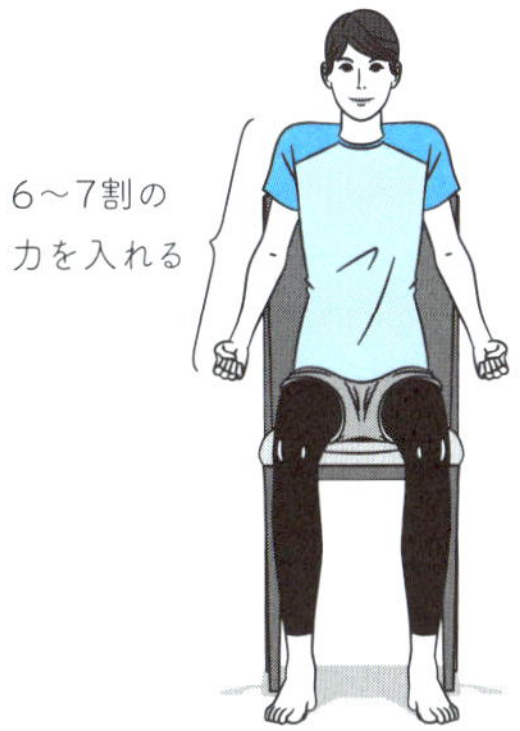

1.

椅子に座り、両腕を伸ばし、手のひらに力を入れながら握り、肩をすくめて力を入れる。6～7割程度の力を5秒、手や肩に入れる。

10秒

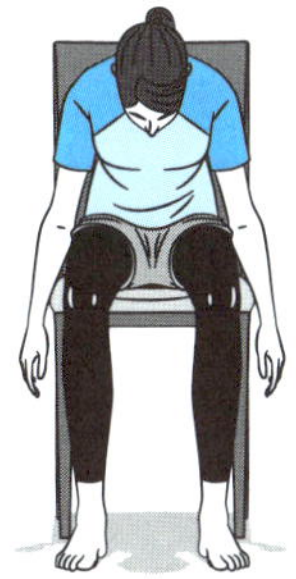

2.

一気にストンと力を抜く。脱力した状態で10秒キープ。これを2～3セット繰り返す。

【漸進的筋弛緩法】
③椅子に座って「両手伸び」の筋弛緩法

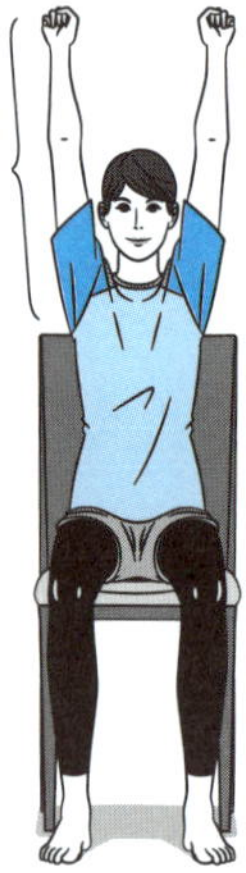

5秒

1.

椅子に座り、手を握りながら、両腕を上に伸ばし、肩を持ち上げる。6〜7割程度の力を5秒、手や肩、腕に入れる。

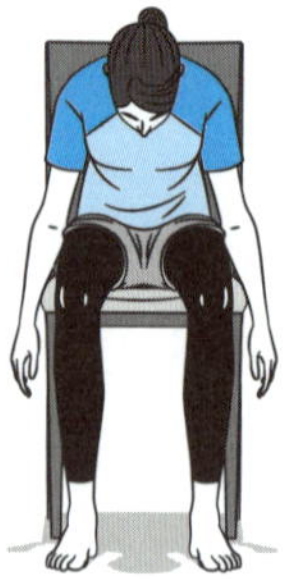

10秒

2.

一気にストンと力を抜く。脱力した状態で10秒キープ。これを2〜3セット繰り返す。

【漸進的筋弛緩法】

④立って「全身の伸び」の筋弛緩法

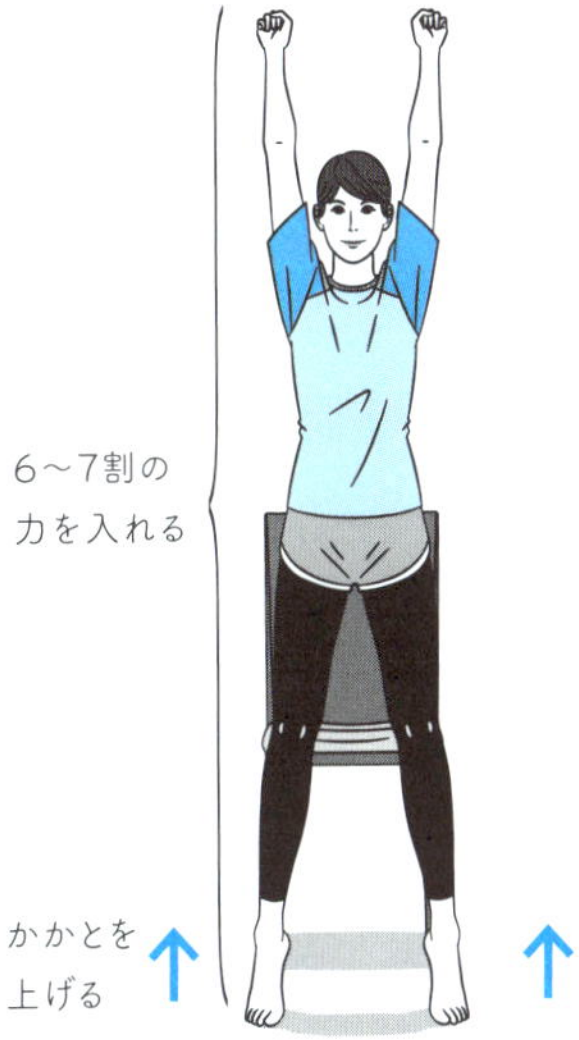

5秒

1.

両足を肩幅に開いて立ち、両手を握りながら、両腕を上に伸ばし、かかとを持ち上げていく。6〜7割の力を5秒、全身に入れる。

10秒

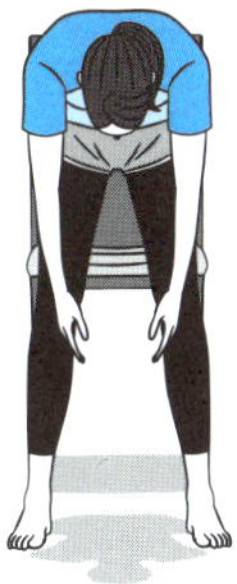

2.

一気にストンと力を抜く。脱力した状態で10秒キープ。これを2〜3セット繰り返す。

第5章

更年期には
どんな運動をすればいい？

更年期症状

ホルモンの大きなゆらぎが心身に様々な症状を起こす

【どんな症状なのか？】
女性ホルモンのゆらぎが、ほてり、だるさ、月経の乱れ、イライラなどを起こす

【どんな運動をする？】
気分転換になるような運動、メタボ対策の運動を行う

更年期とは、閉経の前後5年ずつ、合わせて10年間ほどの時期を指します。

日本人の女性では閉経が平均すると50歳くらいなので、だいたい45歳から55歳くらいになるでしょうか。

その間、およそ6～8割の女性が、何らかの症状を訴えます。つまり、時期がくればほとんどの人が経験するのが、更年期症状なのです。

女性ホルモン（エストロゲン）の変動イメージ

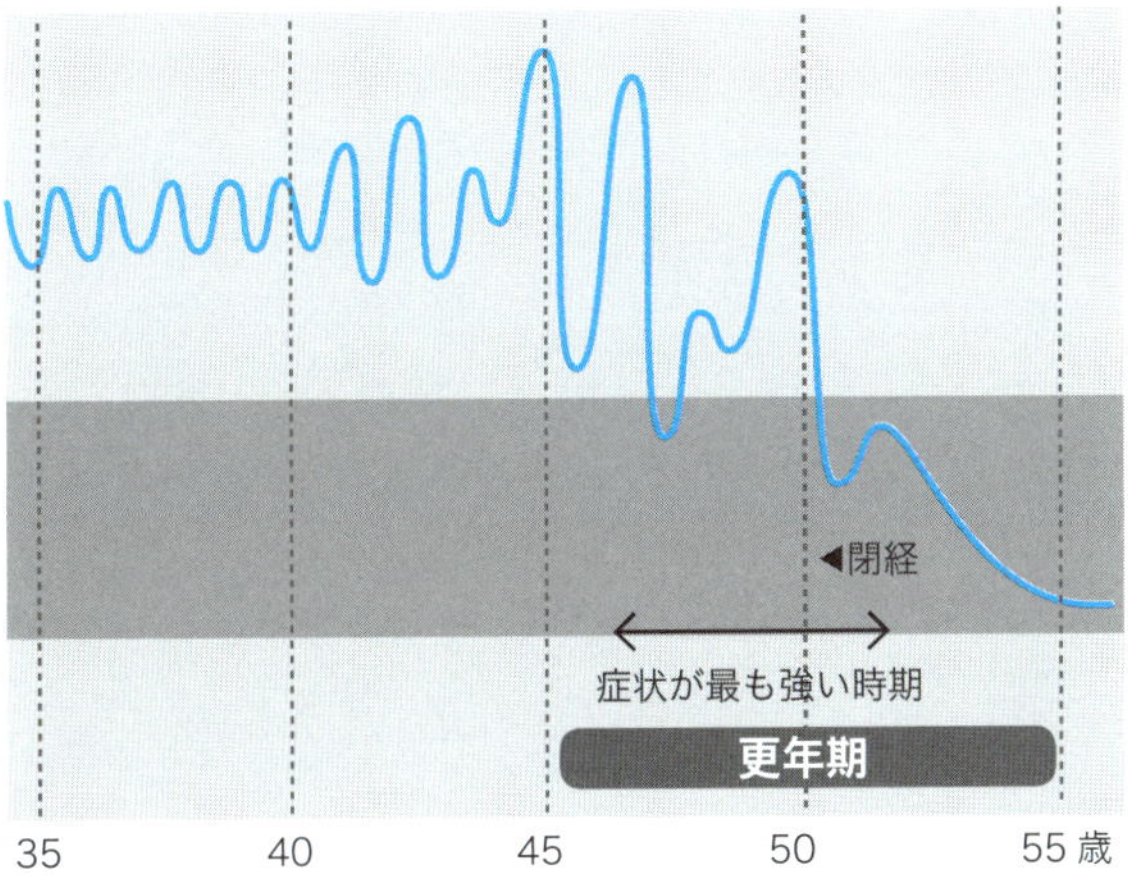

女性ホルモンが大きくゆらぐ

更年期では、卵巣から分泌される女性ホルモン（**卵胞ホルモン：エストロゲン**）の量がだんだんと減ってきます。すると、脳の視床下部があわてて脳下垂体に性腺刺激ホルモン（卵胞刺激ホルモン）を出すように指令を出します。

卵胞刺激ホルモンにうまく卵巣が反応すれば、エストロゲンの量が増えます。ただ、うまくいかなければ、視床下部はさらに卵胞刺激ホルモンを出すのです。

また、エストロゲンも、長い目で見ればだんだんと減っていくのですが、短期的に見れば増えたり減ったりを繰り返すので、このゆらぎに体がついていけなくなってしまいます。

症状がひどいならホルモン補充療法も

閉経前には、体がほてって汗をかく、だるい、眠くなる、月経が乱れる、イライラする、気分が落ち込む、といった症状が現れます。

症状は幅広く、人によって千差万別で、更年期の症状なのか、加齢で体力が落ちてきて疲れているのか、それともほかの病気なのかが、分かりにくいという問題があります。

そのため、更年期になって何らかの症状があるならば、一度、婦人科を受診するのがいいでしょう。

そして、症状によっては、ほかの科での検査を紹介されることもあります。

トイレが近いのであれば泌尿器科、めまいや耳鳴りは耳鼻咽喉科、眠れない、やる気が出ないのであれば心療内科を紹介されたりします。

更年期の症状が重い場合は、**ホルモン補充療法**や、**漢方による治療**が勧められることもありますそこまで重いわけではないのであれば、**エクオール**などのサプリメントを使う方法もあります。［産婦人科漢方研究のあゆみ. 2018;35:19-23.］

運動の「やりすぎ」にも注意

運動についてはどうでしょうか。実は、「このような運動を行えば更年期症状が軽くなる」といった厳密なガイドラインはありません。

ただ、もともと運動不足だという人は、定期的に運動することで自律神経も整えられるので、更年期の症状も少し軽くなるということはあるでしょう。

むしろ心配なのは、昔から積極的に運動してきた人です。

というのも、例えばランニングが趣味で、大会にも出場しているような人は、更年期になると当然ながらタイムが落ちてきます。

「そうか、もう更年期なんだな……」

とすぐに気づけばいいのですが、

「もっとがんばって練習しないと、タイムが伸びないぞ！」

と焦ってがんばってしまう人も多いのです。

がんばって練習しても、体がついていかず、さらに記録が悪くなり、それを挽回しようとしてさらに焦ってしまう、という悪循環に陥ってしまうこともあります。

これは、筋トレでも、水泳でも、テニスなどの競技でも同じことです。

更年期になったら、記録にこだわりすぎるのではなく、楽しみながら運動することに切り替えたほうがいいでしょう。

骨粗鬆症、メタボ対策を

ホルモンのゆらぎが大きいのは、閉経前です。閉経後しばらくすると、ホルモンのゆらぎこそ落ち着きますが、今度は別の問題が出てきます。

女性ホルモンには、骨吸収を抑え、骨形成を促す働きがあるので、**閉経後に女性ホルモンが減ると、骨量がどんどん減っていき、骨粗鬆症を起こす可能性が高くなるのです。**ですから、更年期になったら、一度、整形外科やスポーツクラブなどで、骨密度を測定してみましょう。

骨粗鬆症対策の運動については、58ページから紹介しています。ジャンプなどで骨にインパクトを与えるとともに、膝を痛めないような工夫を取り入れているので、ぜひ試してみてください。

また、女性ホルモンには肝臓でのコレステロール代謝を助ける働きがあります。そのため女性ホルモンが減ると、**LDLコレステロール**(いわゆる悪玉コレステロール)値が高くなり、体重が増加しやすくなったり、血圧が上がったりします。

「更年期になって、10kg体重が増えた……」

という話を聞いたことはないでしょうか。

これはつまり、食事などでとったエネルギーや栄養素のうち、使われなくて脂肪として蓄積される分が増えてくるということです。以前と同じような食生活を送っていては、当然、太ってしまいます。

25ページでは、女性に多いのは皮下脂肪型肥満で、男性に多いのは内臓脂肪型肥満だというお話をしました。ところが更年期になると、女性でも内臓脂肪型肥満が増えてくるのです。

そうなると、注意したいのが「**メタボリックシンドローム**(内臓脂肪症候群)」、通称メ

メタボリックシンドロームの診断基準

・腹囲
女性 90cm 以上、男性 85cm 以上

・脂質異常
中性脂肪 150mg／dL 以上
HDL コレステロール 40mg／dL 未満
（両方もしくはいずれか）

・高血圧
最高血圧 130mmHg 以上
最低血圧 85mmHg 以上
（両方もしくはいずれか）

・高血糖
空腹時血糖値 110mg／dL 以上

腹囲は必須で、残りの脂質異常・高血圧・高血糖のうち2つ以上に該当すると、メタボリックシンドロームと診断される

タボです。

健康診断などで「メタボの疑いあり」と言われるのは男性に多いと思うかもしれませんが、更年期以降は、女性にも増えてきます。

メタボの診断基準は、上のようなものです。

この診断基準のうち、腹囲は必須で、残りの脂質異常・高血圧・高血糖のうち2つ以上に該当すると、メタボリックシンドロームであると見なされます。

内臓脂肪によって、脂質異常や高血圧、高血糖などの症状が引き起こされると、糖尿病などの様々な生活習慣病につながる恐れがあります。ですから、運動

によって内臓脂肪を減らすことが大切です。

ただ、25ページで解説しているように、内臓脂肪は皮下脂肪よりも落としやすいのも事実です。

内臓脂肪型肥満を解消するために、筋トレと有酸素運動を始めてから、早ければ2～3カ月ほどで成果が見えてくることもあるでしょう。

いずれにせよ、更年期になったら女性もしっかりメタボ対策を意識しましょう。

第6章

出産前後はどんな運動をすればいい？

「妊娠中は運動NG」はもう時代遅れ？

「妊娠・出産を機に太ってしまい、それからあまり運動していません」

という女性の声をよく聞きます。

女性は子どもを生んだら太ってしまっても仕方がない、と思っている人は、意外と少なくないようです。

運動する習慣があっても、妊娠したら「お腹の子どもに何かあったら大変」と、なるべく安静にしようとしたり、出産後は、子育てで忙しく運動どころではない、ということもよくあるでしょう。

その結果、運動不足になったり、太ってしまうのは、健康のためにあまりよいことではありません。

産婦人科学会は妊婦にも運動を推奨

日本でも、最近では「**妊娠中に体重が増えすぎないようにしましょう**」と医師が指導することが多くなりました。ただ、どれぐらい体を動かせばいいのかについては、具体的には言われないようです。むしろ、体重が増えすぎないように「食事に注意しましょう」という話のほうがよく聞きます。

慶應義塾大学医学部スポーツ医学総合センターの医師である田畑尚吾さんによると、妊娠中も運動を行うことで、過剰な体重増加や腰痛、妊娠糖尿病、妊娠高血圧腎症、帝王切開などの周産期の合併症を予防できる可能性が、研究によって少しずつ示されつつあるそうです。

実際に、米国産婦人科学会は、貧血や高血圧、心疾患や肺疾患、切迫早産など、次ページ上の表に示すような合併症がない健常な妊婦では、**１日当たり最低20～30分間、中強度の「ややきつい運動」を、週の大半、できれば毎日実施する**ことを推奨しています。

[Obstet Gynecol. 2015;126(6):e135-42.]

妊婦が運動をしてはいけないケース

〈絶対禁忌〉
（母体や胎児の命にもかかわる場合）

- 血行動態的に明らかな心疾患
- 拘束性の肺疾患
- 不全頸管 / 締結
- 早産リスクのある多胎妊娠
- 中期もしくは後期の持続性出血
- 26 週以降の前置胎盤
- 今回の妊娠での切迫早産
- 破水
- 子癇前症 / 妊娠高血圧症候群
- 重症貧血

〈相対禁忌〉
（通常避けるべき場合）

- 貧血
- 未評価の母体不整脈
- 慢性気管支炎
- コントロール不良な 1 型糖尿病
- 病的肥満
- 極端な痩せ（BMI < 12）
- 極端な身体不活動歴
- 今回の妊娠での子宮内発育遅延
- コントロール不良の高血圧
- 整形外科的な制限
- コントロール不良な痙攣性疾患
- コントロール不良な甲状腺機能亢進症
- ヘビースモーカー

妊娠中に運動を中止すべき徴候

- 不正出血
- 定期的な痛みを伴う収縮
- 羊水漏出
- 運動前の息切れ
- めまい
- 頭痛
- 胸痛
- バランスに影響する筋力低下
- ふくらはぎの痛み、腫れ

バスケ、サッカー、スキーはＮＧ

妊娠中に運動する場合は、医師に相談し、問題がないか確認する必要があります。

日本臨床スポーツ医学会の産婦人科部会が策定した「妊婦スポーツの安全管理基準」では、妊娠後にスポーツを開始する場合には、原則として妊娠12週以降で、妊娠経過に異常がないことを条件のひとつとしています。［日本臨床スポーツ医学会誌 2010;18(2):216-8.］

運動が流産のリスクとなるという科学的根拠はありませんが、自然流産は全妊娠の10〜15％に発生し、そのほとんどが妊娠12週未満の初期に発生するため、安全を期して、それ以降に運動を始めることを勧めています。

妊娠中は、体重が増え、身体バランスも変化してくるので、運動する際には転倒やケガのリスクに配慮する必要があります。

米国産婦人科学会のガイドラインでは、バスケットボールやサッカーのように、コンタクトプレーがある競技も避けたほうがいいとされています。スキーや乗馬のように、落下や転倒のリスクがある種目も勧められません。

また、出血やめまいなど、138ページ下の表に示すような兆候があれば、運動を中止しなければならない、ともされています。

出産後は「いかに効率よく運動するか」がポイント

出産後の運動はどうでしょうか。

体力が回復し、体調に問題なければ、徐々に体を動かしていくといいでしょう。

外出する機会も限られ、身体活動量が減りがちなので、運動によって肥満を予防することが理にかなっています。

ただ、子どもの面倒を見てもらって、その間にスポーツクラブに行く、というようなことが難しい場合も多いですよね。

そのため、自宅で短時間でできる、効率のよい運動のほうがありがたいはずです。

筋トレでしたら、自分の体重を重りとして使う「自重筋トレ」がいいでしょう。30ページから紹介している下半身の筋トレは、すべて自重筋トレで、自宅で短時間でも行えるものです。

また、有酸素運動も、ウォーキングやランニングなどを、家の外で行う時間的余裕がなければ、35ページで紹介しているような、ステップ台を使った、いわゆる「踏み台昇降運動」を行う方法もあります。家にステップ台がなければ、階段などの段差を利用するのもお勧めです。

このような工夫をすれば、１日10分でも、効率的に運動ができます。「子どもの世話があるから運動なんて難しい」と思うのではなく、健康のために習慣的に運動しましょう。

運動すれば子宮がん・乳がんを予防できる？

がんは今や日本人の死因第1位の病気です。高齢人口が増えた結果、がんで亡くなる人はますます増えています。

習慣的に運動して健康に過ごすことができれば、がんを予防できるのではないかと思うかもしれません。

国立がん研究センターの「科学的根拠に基づくリスク評価とがん予防ガイドライン提言に関する研究」によると、「リスクをほぼ確実に下げる」ことが示されているのは「大腸がん」です。また、女性の「乳がん」も、「リスクを下げる可能性あり」とされています。〔Nippon Rinsho. 2017;75(8):78-83.〕

この研究は、日本人を対象とした複数の大規模調査をベースにまとめたものです。日本人の特有の体質も考慮されていると言えます。

一方で、「肥満」は様々ながんのリスクを上げます。

「リスクを確実に上げる」とされているのが「乳がん（閉経後）」、そして「リスクを上げる可能性あり」とされているのが「子宮内膜がん」です。

つまり、運動によって肥満を解消できれば、結果としてこれらのがんのリスクを下げられる可能性があると言えるでしょう。

第7章

体が硬い人はストレッチしたほうがいい？

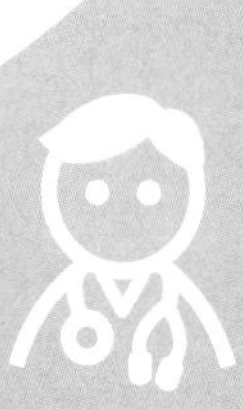

「前屈ができない＝体が硬い」は思い込みだった！

体が柔らかいことに対して、「若々しい」という印象を持つ人は、意外と多いかもしれません。

そのためでしょうか、「自分は体が硬い」と思っている人が、体の柔らかさにあこがれて、過剰に柔軟運動をやろうとしてしまう傾向があるようです。それでは逆に、ケガをしてしまう恐れもあります。

ただ、「体が硬い」とひと言で言っても、実は、全身すべてが硬いという人は、そうはいません。

たいていは、硬い部分と、そうではない部分があるはずです。

大切なのは、どの部分の筋肉が硬くなっているのかをチェックし、そこをストレッチで柔らかくすることなのです。

全身の筋肉をチェックすると、硬くなっている部分と、適度な柔軟性を持っている部分のほかに、柔らかすぎる部分も見つかったりします。柔らかすぎる部分は、ストレッチをする必要はありません。

「前屈ができない＝体が硬い」は間違い

体がどれぐらい柔らかいかを調べるためには、立った状態で前屈をすればいいと思っている人も多いでしょう。体が柔らかい人は床や足先に手が届き、そうでない人は体が硬いと判断してしまうのです。

ところが、前屈で床や足先に手が届かないのは、筋肉で言えば、**お尻の大臀筋《だいでんきん》や太もも裏側のハムストリングス**が硬くなっていることが多いのです。もしかしたら、ほかの部分の筋肉には十分な柔軟性があるかもしれません。

一部の筋肉が硬すぎる一方で、一部の筋肉が柔らかすぎるような状態では、体の安定性が損なわれます。

ただ、全身すべての筋肉が硬ければ体が安定していいかというと、そうとも限りません。日常生活の動きはもちろん、スポーツをするにしても、体に柔軟性があるほうがケガをしにくく、動きも滑らかで、健康的に過ごせることは確かです。

やはり、硬くなっている筋肉を見つけ、その部位のストレッチをして柔らかくすることが重要なのです。

硬くなりやすい「4つの筋肉」

それでは、一般的に硬くなりやすいと言われている「4つの筋肉」の柔軟性のチェック方法について紹介しましょう。

1　ハムストリングス（太ももの裏側）

2　大腿四頭筋（太ももの表側）

3　大殿筋（お尻）

4　股関節内転筋群（内もも）

【筋肉の柔軟性チェック】
①ハムストリングス（太ももの裏側）

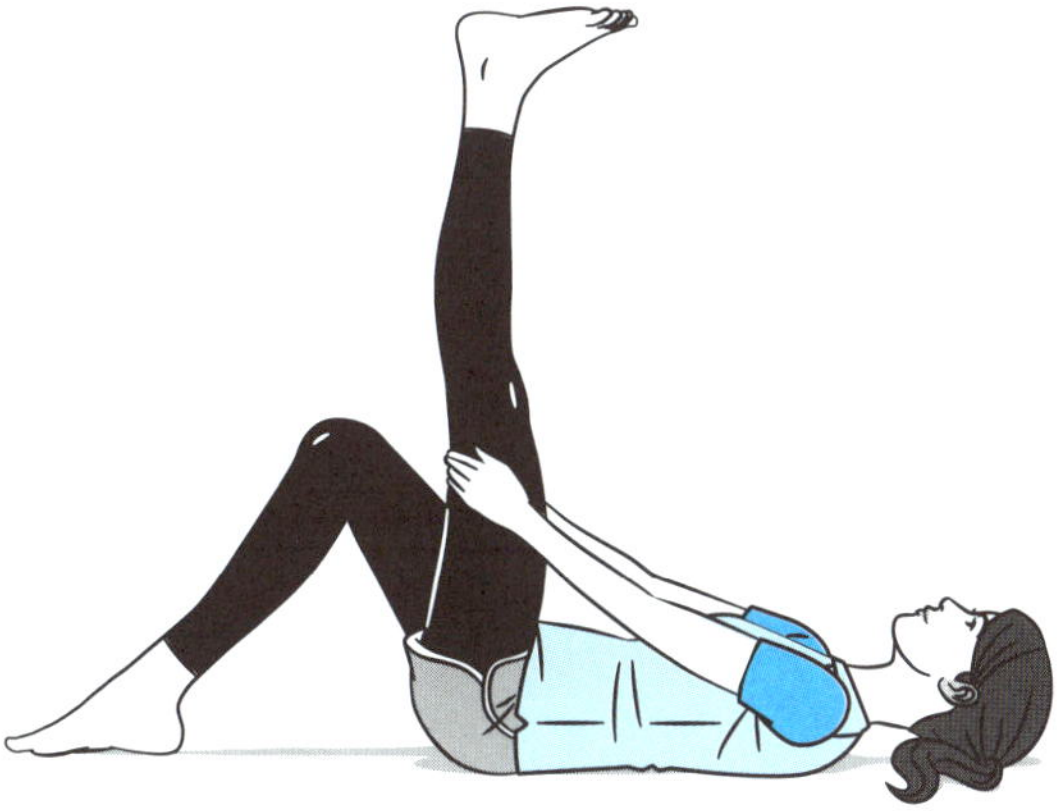

仰向けになり、片脚を伸ばしたままゆっくり持ち上げていく

・床に対して90度まで上がる　→　適度な柔軟性がある
・90度まで上がらない　→　筋肉が硬くなっている

【筋肉の柔軟性チェック】

②大腿四頭筋（太ももの表側）

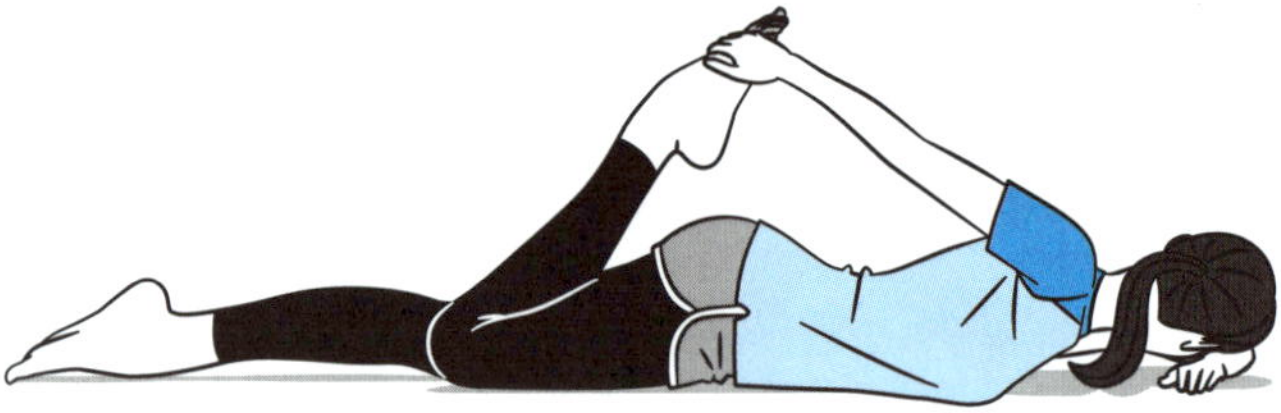

うつ伏せの状態から、膝を曲げて脚を持ち上げていき、同じ側の手で持つ

・無理なく足を持てる　→　適度な柔軟性がある
・足が持てない　→　筋肉が硬くなっている

【筋肉の柔軟性チェック】
③大殿筋（お尻）

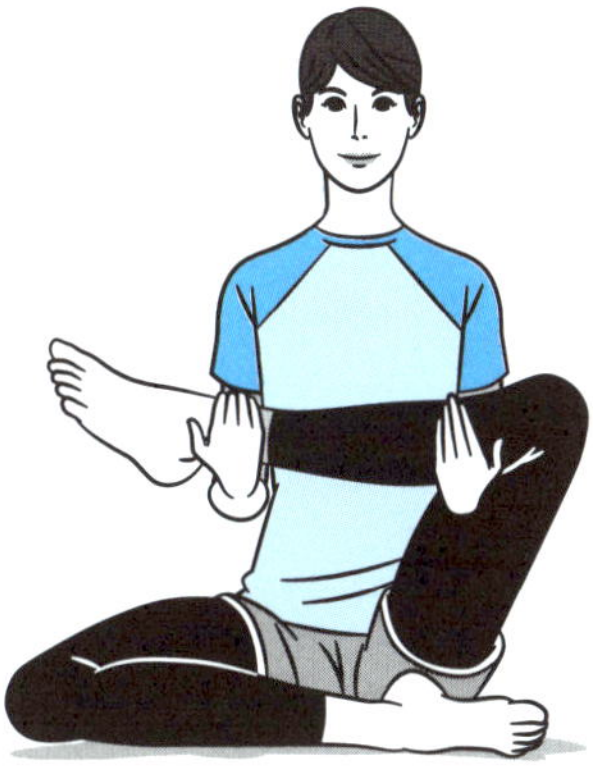

背筋を伸ばし、あぐらをかくようにして座り、片方の脚のふくらはぎと足首を両腕で抱えるようにして持ち上げる

・すねが床と平行な状態を楽に保てる　→　適度な柔軟性がある
・すねが床と平行になるまで持ち上げられない　→　筋肉が硬くなっている

【筋肉の柔軟性チェック】

④股関節内転筋群（内もも）

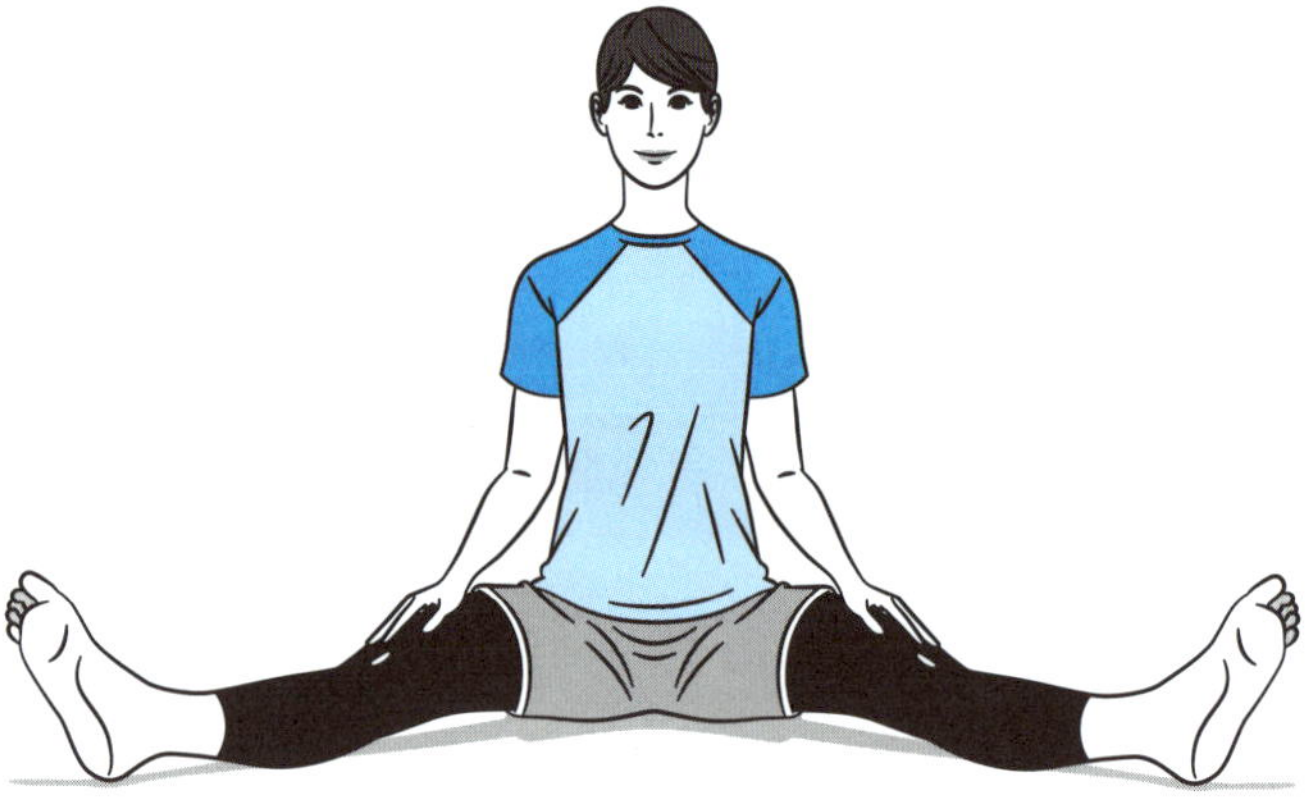

脚を前に伸ばして座り、そのまま股関節を開き、背中を真っすぐに伸ばす

・股関節を90度開ける　→　適度な柔軟性がある
・股関節を90度開けない　→　硬くなっている

実際に試してみると、意外と自分の体は硬くないことに気づきます。特に、股関節内転筋群については、脚を90度程度開ければ十分です。

太ももの表側、裏側、お尻、内ももの筋肉については、左右それぞれをチェックしてみて、もし左右のどちらかが極端に硬くなっている場合は、硬いほうを重点的にストレッチして柔らかくしていきましょう。左右で柔軟性に差があると、体の安定性にも影響が出てきてしまうからです。

動かしやすい部位のストレッチだけで満足するのはNG！

筋肉に張りやコリを感じたときに、ストレッチをする人は多いでしょう

仕事の合間などにやる人もいるかもしれません。

ただ、間違ったストレッチではかえって逆効果になることもあるので注意が必要です。

張りやコリを感じやすいのは、仕事中にパソコンで長時間作業したり、通勤途中に夢中になってスマートフォンの操作をしたりする場合です。

つまり、同じ姿勢を続けることが問題なのです。

また、日常生活の中で歩く距離が減り、家事などで体を動かすことも少なくなり、それが筋肉を硬くしやすくなる原因にもなっています。

座ったままの姿勢で長時間にわたって仕事をする人は、**肩甲骨周辺の筋肉**が硬くなりがちです。

筋肉は、使わなければ、その能力が衰えていくと同時に、柔軟性も失われていきます。

つまり、体はどんどん硬くなってしまうのです。

柔軟性を回復させるためにストレッチをするのはよいことです。

これは、フィジカルトレーナーという私の仕事柄、みなさんに積極的にやってもらいたいことだと思っています。

ただ、一般の人が自己流で行っているストレッチには、いくつか見直したほうがいい点があるのも事実です。

可動域の限界を超えたストレッチは靭帯や腱を痛める

仕事中にオフィスなどで、肩や首などの「**静的ストレッチ**」をやろうとする人は多いでしょう。

同じ姿勢を長く続け、凝り固まった筋肉を静的ストレッチでゆっくりと引き伸ばし、刺激を加えると、一時的ですが気持ちがよくなることは確かです。

静的ストレッチは、定期的に行えば体の柔軟性が回復し、凝り固まった筋肉が柔らかくなるでしょう。

しかし、冬の気温が低い時期などは注意が必要です。筋肉が冷えた状態で過剰な力で無理に引き伸ばすと、関節の可動域の限度を超えてしまい、筋肉だけでなく、靱帯や腱にも大きな負担がかかり、傷めてしまう可能性が高くなります。

ですから、**寒い季節は、運動後や、お風呂から上がったあとなど、まだ体が温かいうちに行う**のがいいでしょう。

また、肩こりの解消のためには、81ページで解説しているように、静的ストレッチではなく動的ストレッチを行うほうがより効果的です。

動かしづらい部位こそ入念にストレッチ

また、ストレッチでよくあるもうひとつの間違いとしては、**自分が知っているストレッチばかりを繰り返してしまう**ことです。

すると、ストレッチをよくする部分だけが柔らかくなり、体のなかで部位ごとに柔軟性の差ができてしまいます。

筋肉は、収縮することで力を発揮します。その際、反対側の筋肉は引き伸ばされることになります。引き伸ばされる側の筋肉が硬いと、そこが無理に引っ張られて負担がかかり、ケガの原因になります。

自分が知っているストレッチばかりを繰り返すのではなく、硬くなっている筋肉をきちんと伸ばすストレッチをしなければなりません。

ところが、いざ試してみると、硬くなっている筋肉を伸ばすのは難しいため、「このストレッチはいいいか」とあきらめてしまい、結局、自分が伸ばしやすい部位ばかりストレッチしてしまうことになるのです。

こうした筋肉の柔軟性のアンバランスは、自分が知っているストレッチのバリエーションが少ないことも原因です。一度、トレーナーなどの専門家に見てもらい、どこの筋肉が硬いのかチェックしてもらうといいでしょう。

そして、今なら、筋肉の名前を入力すれば、インターネットの検索で、いろいろなストレッチのやり方を自分で見つけることができます。

ひとつの部位を伸ばすにしても、いくつかの方法を試してみて、自分に合ったものを取り入れるといいでしょう。

なお、座ったままの姿勢で長時間の仕事をする人は、肩や首、腰などの周辺の筋肉が硬くなりがちです。椅子に座ってオフィスでもやりやすいストレッチもあるので、ぜひいろいろと試してみてください。

筋肉を伸ばすだけのストレッチは準備運動にならない？

パソコンで長時間仕事したり、車や飛行機などで長距離移動したりすると、同じ姿勢を続けていたせいで筋肉がこわばることがあります。

また、１日の始まりである朝、ベッドから起きようとしたときにも、筋肉がこわばっていることもあります。これは、寝ているときにあまり寝返りを打たず、同じ姿勢を続けてしまったせいかもしれません。

人間は年齢を重ねていくと、筋肉量が減少するだけでなく、筋肉の柔軟性も失われていきます。ですから、筋肉がこわばったときに適切なケアをしなければ、ますます筋肉が硬くなってしまうのです。

筋肉量が減った状態で、同じ姿勢を続けていると、一部の筋肉で体を支えようとするため、そこに負荷がかかり、血流が悪くなってこわばりが起きやすくなります。そのため、**筋肉を柔らかくすることと、筋トレで筋肉量を増やすこと**は、セットで考えなくてはなりません。

筋肉を柔らかくするために、多くの人が思いつくのがストレッチでしょう。

これまでお話ししてきたように、肩こりなどでこわばった筋肉をほぐし、柔らかくするためには、動的ストレッチが有効です。動的ストレッチで筋肉を大きく動かし、血流をよくすることで筋肉がほぐれていくのです。

動的ストレッチと静的ストレッチは、それぞれ役割が違います。適切なタイミングで、適切なストレッチをやることが大切です。

静的ストレッチでは準備運動には不十分

動的ストレッチの出番と言えば、ほかに「**準備運動**」があります。

準備運動というと、多くの人は、立った状態で行う前屈や、アキレス腱伸ばしなどを思い浮かべるかもしれません。でもこれらは、ゆっくりと筋肉を引き伸ばす静的ストレッチです。

準備運動は、英語で言うと「**ウォームアップ**」です。つまり、スポーツなど激しい運動を本格的に行う前に、体を温めるために行うものです。

ウォームアップのために必要なのは、**筋肉の温度を上げ、血流量を増やし、心拍数を上げて心臓の準備をすること**です。加えて、関節の動きをよくして可動域を増やすために、関節から滑液《かつえき》をよく出すことが必要です。

静的ストレッチでは、筋肉をゆっくり伸ばすことで関節の可動域を一時的に広くできますが、心拍数や体温を上げたり、滑液を分泌させることにはほとんど役に立ちません。

こうした準備運動は、古い車を走らせる前に、エンジンのアイドリング（空ぶかし）をして温めることに似ています。車に興味のない人はあまりピンとこないかもしれませんが、古い車をいきなりエンジン全開で走らせると、いろいろな部品にかかる負担が大きくなり、故障の原因になります。

人間も同様で、特に年齢を重ねている場合は、いきなり激しく運動するとケガにつながる危険性が高くなります。

ウォームアップは、何もスポーツの前だけに有効なのではありません。

例えば、朝、ベッドから起き上がって、仕事を始めるまでの間に、動的ストレッチによって血液の巡りをよくすれば、脳に酸素や栄養素がいくようになり、仕事の作業効率がかなり上がるはずです。

仕事中に、筋肉にこわばりを感じたときなども、有効でしょう。

それでは、オフィスや家でやる動的ストレッチは、どのようなものがいいでしょうか。

肩がこったときには、84ページで紹介しているように、肩甲骨周りの動的ストレッチがいいでしょう。

また、脚のむくみ対策として104ページで紹介している、深く沈み込むフロントランジとサイドランジも、下半身の血流がアップして体が温まるでしょう。

静的ストレッチは運動後や就寝前に

それでは、静的ストレッチはどのようなタイミングで行えばいいでしょうか。

運動後に静的ストレッチを行うと、筋肉が伸びて柔らかくなります。筋肉の温度が上がると、細胞の粘性が低くなるので、伸ばしやすいのです。入浴中や入浴後でも、伸ばしやすく感じるでしょう。

また、関節が硬い人は、筋肉が緊張して固まって血行が悪くなっていますが、周辺の筋肉を静的ストレッチで引き伸ばせば、緊張がほぐれて血行がよくなります。

筋肉は、収縮するときに大きな力を出すので、運動後の筋肉は縮んで短くなっていることもあります。静的ストレッチを行ってそれを伸ばしてあげると、体がクールダウンし、興奮状態が治まります。

就寝前にも、太ももや背中などの大きな筋肉を静的ストレッチでほぐしてやると、やはりクールダウンの作用が働き、副交感神経が優位になってきます。そのため、寝つきがよくなって、疲れが取れやすくなるのです。

運動の前や仕事前、そして仕事中には動的ストレッチ、運動後や風呂上がり、そして寝る前には静的ストレッチと使い分けていきましょう。

第 8 章

健康的にやせるための運動・食事とは？

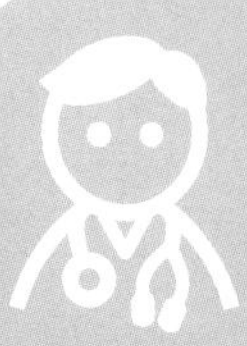

お腹や二の腕の「部分やせ」は本当にできる？

「楽をしてやせたい」というのは、女性の永遠の夢でしょう。

女性に多い皮下脂肪型肥満を解消するためには、筋トレと有酸素運動をじっくり続けなければならない、とすでにお話ししました。

そんなに手間や暇をかけるのではなく、手っ取り早く二の腕や太もも、お腹の脂肪をとることができたらどんなにいいか、と思うかもしれません。

ですが、それは不可能です。

特定の部位の脂肪だけを落とす「**部分やせ**」ができたらいいのに、と思う人は多いでしょう。そんな人の気持ちを巧みに利用して、部分やせをうたった本や雑誌、運動補助器具、衣類などがたくさん発売されています。

そのどれもが、部分やせの効果を裏づけるようなもっともらしい理屈が添えられています。ですが、結論から言えば、**部分やせは原理的に不可能**なのです。

体全体の脂肪がエネルギーとして使われる

多くの人は、やせたい部分を一生懸命に動かせば、そこの脂肪が落ちると思っているかもしれません。

また、脂肪がついている部分をマッサージしたり、もみほぐしたりすることで、脂肪が落ちるような説明を目にすることもあります。

しかし、これは間違った考え方です。

お腹をへこますために腹筋運動をしたり、二の腕を細くしたいから肘を後ろに伸ばす運動をしても、効率は悪いでしょう。

気持ちは分かりますが、どうしてそうならないかについては、脂肪が分解されてエネルギーとして使われる仕組みを考えれば、理解できるはずです。

体全体に蓄えられている体脂肪は、分解されて脂肪酸となり、それが血液中に溶け出し、血管を通ってエネルギーを必要としている筋肉に運ばれます。そして、脂肪酸が水と二酸化炭素に分解されるときに、エネルギーが発生します。

このように、**運動すると体全体に蓄えられている体脂肪が少しずつ使われる**のであって、動かしている筋肉の上についている脂肪だけが優先的にエネルギーとして使われるのではありません。

もし、動かしている部分の皮下脂肪がエネルギーとして優先的に使われるのであれば、しゃべっているだけで、口の周りがどんどんやせていってしまいます。そのようなことは起こらないのです。

腹筋運動をしてもお腹はへこまない

脚を動かしても、腕を動かしても、腹筋運動（シットアップ）をやっても、部分やせは実現できません。

お腹を引き締める目的で腹筋運動をするのは、悪いことだとは言いません。確かに、腹筋運動をすれば、筋肉量が少しは増えるでしょう。筋肉量が増えれば、代謝が上がるはずです。

ですが、筋肉量を増やすことが目的で筋トレをするのなら、下半身の筋トレのほうがず

腹筋運動では効率が悪い

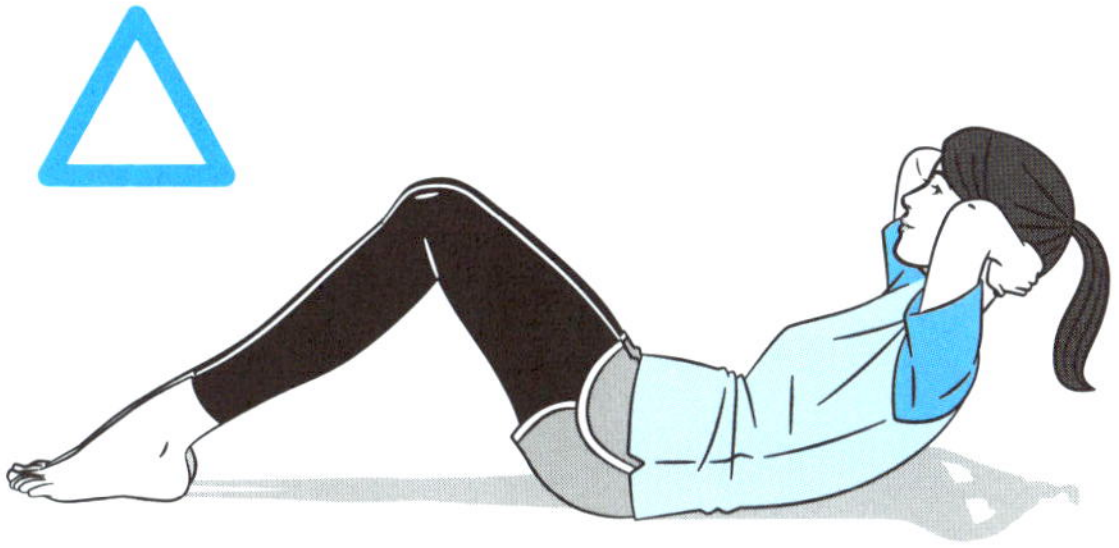

腹筋運動では体表に近い薄い筋肉しか鍛えられないので筋肉量があまり増えない。
筋肉量を効率よく増やすには、大きな筋肉が多い下半身を鍛えたほうがよい。

っと効率がいいのです。

すでにお話ししたように、下半身にはお尻や太もものように大きな筋肉があるので、筋肉量を早く増やすことができるからです。

ただし、ある特定の部分に脂肪がつきやすい、あるいは落ちやすい、といった話はよく聞きます。そのため、部分やせができるのではないか、と信じてしまうのでしょう。

しかし、部分的な脂肪のつきやすさは、体質によるものです。

例えば、太るときは顔から太っていく人もいれば、お腹周りから太っていく人もいます。

やせるときも同じです。

それは体質によって決まっているので、努

力しても変えることはできません。それが人の個性なのです。

ですから、部分やせで手っ取り早くやせようとするのではなく、筋トレと有酸素運動を気長に続けて、健康的にやせることのほうが、ずっと大切なのです。

筋肉をつけるためにはたんぱく質と糖質！

部分やせで手っ取り早くやせることができないのであれば、食事制限で体重を落とすしかない、と思う人もいるかもしれません。

確かに、「体重」という数字ばかりに固執するのであれば、61ページで紹介しているような、野菜を中心とした「粗食」にしたり、何日か食事を抜く「断食」などが手っ取り早いでしょう。

ですが、すでにお話ししたように、粗食や断食では健康的にやせることはできません。それどころか、逆に健康を損なう恐れもあります。

健康的にダイエットするためには、運動と休息が大切です。そして、運動をしっかり行って、ケガをしない体を作るためには、栄養補給にも気をつけなければなりません。

運動の疲れを持ち越さないことも大切

私は、フィジカルトレーナーとしてアスリートを指導する際には、「疲労回復」についても十分に注意して気を配るようにしています。

強度の高い運動をしたあとは、筋肉の線維も小さな損傷を受けます。損傷した筋肉をなるべく早く修復するためには、たんぱく質をしっかり摂取することも大切です。

こうした体のリカバリーを行うことで、疲れを翌日に持ち越さずに済むからです。

長距離の陸上選手でしたら、体重1kg当たり最大で1・8g程度のたんぱく質を1日にとるように指導しています。体重50kgの選手であれば、90gです。

一般の人であれば体重1kg当たり最大で1g程度でいいと思います。

理想的には、運動をした2時間以内に、高たんぱく質の食事をとるようにすると、リカバリーがスムーズに行われます。

また、リカバリー目的だけでなく、筋肉量を増やすためにも、たんぱく質の摂取は重要です。

もともと筋力が不足している女性が筋トレに取り組んでいるのであれば、もちろんたんぱく質を食事でしっかりとらなければなりません。

たんぱく質をとるときに気をつけなければならないのが、脂質のとりすぎです。「たんぱく質だから」と肉ばかりに頼り過ぎると、調理法にもよりますが、どうしても同時に脂質を多くとってしまいます。

肉類だけでなく、魚や豆類、それに卵や乳製品など、動物性と植物性のたんぱく質のバランスを考えて食べるようにすれば、脂質のとりすぎを防げるでしょう。

そして、なるべく3食に分けてバランスよくたんぱく質をとったほうがいいので、例えば、体重が60kgの人であれば、1食当たり20gを目安にするといいでしょう。

和食の一般的な朝食として、「焼き魚、ご飯と味噌汁、納豆や卵」を食べると、だいたい20gのたんぱく質が含まれていると言われています。

また、一般的に、肉にしても魚の切り身にしても、おおよそ手のひらサイズがたんぱく質20gだと言われていますから、それも目安にしてください。

糖質もきちんととろう

一時期、ダイエットを目的とした糖質制限の食事が流行していました。

確かに、炭水化物をはじめとした糖質を制限すれば、体脂肪が消費されて体重は減ります。

しかし、糖質というのは人が生きていく上でなくてはならない栄養素です。

糖質は、筋肉を動かすためのエネルギー源になります。それだけでなく、**糖質は筋肉へのたんぱく質の取り込みを促進する作用がある**のです。

たんぱく質だけをとった場合に比べて、糖質とともに摂取した場合に、食後の筋肉の合成反応が約2倍に増大したという研究報告もあるそうです。[J Clin Endocrinol Metab. 2000;85(12):4481-90]

ただし、いくらたんぱく質や糖質が重要だと言っても、それだけを重点的に食事でとっていればいいということではありません。

どんな場合も言えることですが、なるべく多くの食材からたくさんの栄養素を複合的に摂取するのが大切なのです。

64ページで解説しているように、たんぱく質、炭水化物、脂質という「三大栄養素」はもちろん、ビタミン類やミネラル類も含めた「五大栄養素」をバランスよくとる必要があります。

これらは、それぞれ単独で役割を果たすのではなく、互いに影響し、補完し合いながら働くものだからです。

偏った栄養摂取では、健康的な体づくりはできません。ダイエット目的で食事を減らすことではなく、どのように食べ方を工夫すればバランスがとれるのかを考えましょう。

第9章

年々感じる「体力の衰え」の正体とは？

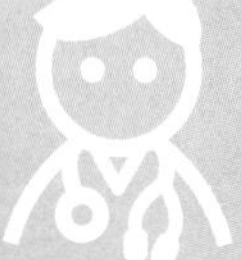

楽をして体力が落ちる…という悪循環から抜け出そう

人は誰しも、年齢を重ねると、体の動きが悪くなっていきます。

いつものように電車に乗って会社に行き、また電車に乗って家に帰ってくるだけでも、「なんだか体が重いな。疲れやすくなったな」と感じることもあるでしょう。そんなことから「**体力の低下**」を自覚する人は多いと思います。

体力が衰えたと思うと、今度は、できるだけ疲れない方法で行動しようと考えがちです。階段をあまり使わなくなり、歩いて10分の距離でもタクシーを使ったり、買い物は全部ネットで済ませたり……。

実は、最近は世の中が便利になり、日常の活動量が減っていて、それが体力や筋力の衰えにつながっているのです。

日常の活動量が減ると、筋肉が使われる機会が減ります。すると、血液の循環も活発でなくなり、筋力が衰えて、さらに疲れやすくなります。この悪循環に陥ってしまうと、体力の衰えがますます加速していきます。

体力とは、筋力、心肺持久力、筋肉の柔軟性

そもそも、日常生活でよく口にする「体力」とはなんでしょうか？

体力は、「**筋力**」と「**心肺持久力**」、そして「**筋肉の柔軟性**」などを合わせた総合力だと言うことができます。

体力がある状態というのは、筋肉を持久的に動かして力を出すために、心肺機能が効率的に働いて、たくさんの酸素を体内に取り込むことができる状態を指します。

それに加えて、運動後にストレッチを行うなどして、筋肉に適度な柔軟性を持たせることも大切です。運動後に筋肉が硬いままだと、疲労を感じやすいでしょう。

体を動かす、つまり筋肉を使うと、血行がよくなります。すると、必要な栄養や酸素を体全体にまで行き届かせることができます。また、代謝によって作り出された不要物質などの排出も促せるので、それが体全体の健康に貢献するのです。

それでは、体力を維持したり、あるいは衰えた体力を回復させたりするためには、どう

したらいいのでしょうか。

体力の維持のためには、いかに疲れることをするかが大切です。まずは、生活の中で楽をすることをやめて、積極的に体を使うことを心がけましょう。その上で運動をして、筋肉に普段の生活以上の刺激を入れることが効果的です。

例えば、たった1階分なのに、階段を使わずにエレベーターやエスカレーターを使う人をよく見かけますよね。それでは体力は衰える一方です。

企業や地方自治体では、省エネと健康のために「2アップ 3ダウン」を推奨しているところがあります。これは、2階分上がる、または3階分下るためには、階段を使いましょうという意味です。

私はこれをさらに進めて、**上下4階分は階段を使うことをお勧めします**。階段を上るときには、足の裏にしっかり体重をかけて、一段跳ばしで上るのもいいでしょう。すると、殿部（お尻）の筋肉群に刺激が入り、鍛えることができるからです。こうすれば、1階分であってもそれなりの刺激になります。

また、駅やオフィスなどで必ず階段を利用する習慣を身につければ、1回の刺激は少なくても、繰り返すことで効果を期待できるというわけです。

加齢とともに衰える下半身を自重筋トレで鍛えよう

もともと日常の活動量がとても少なく、極端な運動不足になっている人にとっては、階段を使う習慣を身につけることで、体力が少しずつ回復していくでしょう。

しかし、しばらくして階段を使うことが自分の体にとって当たり前になってくると、それでは不十分になります。日常生活の中で筋肉に刺激を入れて鍛えるのは、必要最低限の筋力を維持する程度のものだと考えてください。

健康のためには、筋肉に日常生活以上の刺激を入れるために、自分の体重を負荷にした「自重筋力トレーニング」を取り入れましょう。

特に、年を取ると大きな筋肉が集中する下半身が衰えてくるので、30ページで紹介している下半身の筋トレに取り組んでみてください。

それでは、筋力以外の残りの２つ、心肺持久力や筋肉の柔軟性を高めるためには、どうしたらいいでしょうか。

心肺持久力については、まず日常生活で積極的に歩きましょう。徒歩15分以内の範囲であれば必ず歩く、などと決めるのがいいと思います。

そして、足を前に出すときに、足裏全体で道路をとらえて、後ろに蹴り出して進むということを意識してください。

もちろん、ウォーキングやジョギングなどの有酸素運動も有効です。早足のウォーキングと普通の歩行を交互に行う「**インターバル速歩**」もお勧めです。負荷が異なる運動を交互に繰り返すことが、心肺機能を高めるのに役立つからです。

運動不足の人は、ウォーキングや軽いジョギングから始めて、少しずつ運動負荷を高めていくと、無理なく心肺持久力を伸ばしていくことができます。

そして、自重筋トレや有酸素運動のあとに静的ストレッチを行うことで、筋肉の柔軟性を高めることができます。**筋肉をいたわるように、反動をつけずに筋肉をゆっくり伸ばしてください**。

太ももの表側や裏側、お尻、ふくらはぎ、すねなど、下半身の筋肉で特に硬いと感じられるところを重点的に行うのがお勧めです。

年を取ると、筋肉の柔軟性が低くなり、関節の可動域も狭くなってきます。すると、体を動かしにくくなり、普段の動作も小さくなって、日常の活動量も落ちてしまうのです。

それも体力低下の一因でしょう。

入浴後の体が温まったときや、寝る前などにストレッチをすると、筋肉の柔軟性が高まるのと同時に、寝つきもよくなります。ですから、運動しない日にも静的ストレッチを行うメリットはあると言えるのです。

イメージ通りに体が動かない…年を取ると衰える「巧緻性」って？

人は誰でも、年齢を重ねると体の動きが悪くなってきます。

例えば、何もないところでつまずいたり、階段の上り下りでバランスを崩しそうになったり、お釣りを受け取ろうとしてお金を落としてしまったり、という経験はないでしょうか？

つまずいたら、「脚の筋力が衰えたのかな？」と思うかもしれません。ですが、それだけではないのです。

これは、頭の中でイメージした通りに体を動かす「**巧緻性**《こうちせい》」と呼ばれる能力の問題でもあると私は考えます。

体を動かすときには、頭の中のイメージを実現するために、脳から司令が出て筋肉が動き、ひとつの動作が完成します。年を取るとこの一連の働きが低下して、体が思い通りに動きにくくなるのです。

つまり、巧緻性には、神経系の伝達も大きく関わっています。

子どものころから工作や絵画が得意な人がいますよね。手の指をうまく動かして、頭の中のイメージを具体的に表現するためにも、巧緻性が必要です。手先が器用なのは、神経系の伝達がうまくいっているということです。

年を取ると、やはり手で細かい作業をするのが難しくなってきます。それも巧緻性の衰えなのです。

脳と神経伝達系を鍛えるのも運動！

頭の中でイメージした通りに体が動かなくなり、立つ、歩くといった基本的な日常動作にも支障が出てきたら大問題ですよね。

巧緻性の衰えは、どうすれば防げるのでしょうか？

実は、歩いたり、階段を上り下りしたりといった普段の動作でも、脳は莫大な量の情報を処理しています。その最大の仕事は、片脚立ちになったときにバランスを崩さないようにすることです。

バランスを保つためには、視覚や足の裏の感覚、筋肉からの情報と、三半規管（前庭系）からの情報を小脳で処理し、骨格筋を動かす指令を大脳から出す必要があります。

不安定な姿勢から回復しようとして筋肉を動かしたあとも、小脳が情報をチェックして、うまくいっていなければ、大脳から修正指示を出します（こうした一連の運動を、医学的には「協調運動」と言います）。

歩くという動作でさえ、多くの情報を小脳と大脳が瞬時に連携して処理しています。高齢になると、この神経伝達系が衰えることで、巧緻性が低下してくるのです。

筋肉の衰えであれば、筋力トレーニングをすれば対策できます。一方で、脳と神経伝達系を衰えさせないようにするためにも、やはり運動するのがいいのです。

脳を鍛えると言うと、パズルのようなものを解くイメージがあるかもしれません。しかし、巧緻性の衰えを予防するなら、**運動によって脳に多くの情報を処理させて、それを神経系が筋肉に伝えるということを繰り返す**ことが重要なのです。

積極的に歩いたり、走ったり、あるいは家の中で片脚立ちすることでも巧緻性を保つことに役立ちます。つまり、あえて体が不安定な状態を作り出すことが大切なのです。

体が不安定になる状態を作るためにお勧めなのは、バランスボールです。また、筋トレなら、片足を前に出して体重を乗せる**「フロントランジ」**のような種目でも、体が不安定な状態になるのでいいでしょう。

なお、マシントレーニングのように、体を安定させた状態で行う筋トレよりも、自分の体重を使ったトレーニングほうが、巧緻性を保つには役立ちます。

幼少期に身につけた巧緻性は衰えが少ない

年を取るにつれて巧緻性が衰えてくることは問題なのですが、一方で、最近は子どもたちの巧緻性が低下してきていることも問題だと言えます。

実は、巧緻性は幼少期に一番発達します。特に「ゴールデンエイジ」と言われているのが、6歳から12歳くらいの間です。それが、神経系が最も発達する時期なのです。

さらに付け加えると、12歳くらいからは心肺機能が大きく発達し始め、16～17歳くらいからが筋力が発達し始める時期だと言えます。

昔は、**木登りをしたり、公園のジャングルジムで遊んだりすることで、自然と巧緻性が身についていました。**特にジャングルジムは最適です。登ったり降りたり、潜って抜けたりするときに、「どの場所を抜けたら一番早く目的の場所に行けるか」などを考えたりすることが、巧緻性を高めることに役立ちます。

体を巧みに動かす能力は、神経細胞と神経細胞がつながることで発達していきます。そして、幼少期にできた神経のつながりは、大人になってもずっと残ります。一度、自転車の乗り方を覚えてしまえば、しばらく乗っていなくても、自転車にまたがればすぐにこぎ出せるのもそのためです。

幼少期に巧緻性が培われていると、思うように体が動かせますから、その後にスポーツを始めたときも、スキルを習得するのが簡単になります。

しかし最近は、外遊びをすること少なくなったので、子どもの巧緻性が低下し、それがそのまま、大人になってからの巧緻性の低下につながっています。

鉄棒の逆上がりができない子どもが増えていますが、実は親も自分ができないから教えられなかったりするのです。

それでは、幼少期に巧緻性をあまり獲得できなかった人は、スポーツをやってもうまくならないのでしょうか？　私は、そんなことはないと思います。

それまで未経験だった人が、40歳を過ぎてからゴルフやテニスを始めた場合、最初はぎこちない動きかもしれませんが、練習していくうちに素早く、スムーズな動きでプレーできるようになるはずです。プロ選手並みとはいかないかもしれませんが、巧緻性は高められると言えるでしょう。

40歳を過ぎてからでも、巧緻性が衰えないように運動するだけでなく、スポーツを通じて巧緻性を高めることも可能なのです。

「もう年だから……」とあきらめるのではなく、できる限り体を動かして、健康な状態を保っていきましょう。

第10章

Q&Aで学ぶ運動の「お悩み」解決

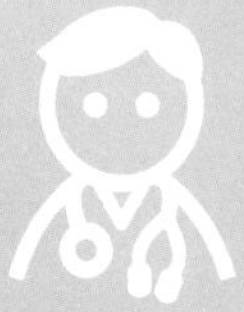

Q. 筋トレをしたら脚が太くならないか心配です。筋肉をつけたほうが健康にいいとは分かっているのですが、太くなるのは嫌です。

多くの女性から、同じような質問を受けます。誰だって太くなるのは嫌ですよね。

でも、安心してください。ほとんどの日本人女性は、筋トレをしても太くはなりません。

トレーニングによって筋肉の線維が太くなることを「筋肥大《きんひだい》」と言います。女性は男性に比べ、筋肥大しづらいのです。

なぜなら、男性ホルモンの量が少ないからです。

男性ホルモンは、いわば「筋肉の設計図」のようなもので、これがないとなかなか筋肥大が起きません。

ただ、筋トレをすると、筋肉が「水ぶくれ」のような状態になり、パンパンに張ってきます。この状態を「パンプアップ」と言います。

パンプアップになると、脚が太くなった、と感じる人もいるかもしれませんが、これは一時的に血液などの水分が集まっているだけで、すぐに解消されます。気にせず筋トレに取り組みましょう。

A. 太くなりません。安心して筋トレに励んでください。

Q. ひとつ遠い駅から歩いています。これは、やらないよりはよいですよね？

よく、テレビなどのメディアで、「ひとつ遠い駅で降りて歩きましょう」という健康法が紹介されたりします。そのせいなのか、「運動していますか？」と質問すると、「ひとつ遠い駅から歩くようにしています」と答える人がたくさんいます。

しかし、42ページで紹介している「過負荷の原則」からすると、ただ普通に歩いているだけでは、たいした運動になりません。日常生活と変わらない負荷ならば、筋肉にあまり刺激が入らないからです。

また、都市部であれば、ひと駅分の距離も、そんなに長くないですよね。それではますます、運動になりません。

「そうは言っても、やらないよりはいいのでは」と思う人もかもしれませんが、私が心配なのは、「自分はひと駅分歩いているから運動している」と思ってしまうことです。ひと駅分歩くのは運動にカウントせず、ぜひほかに、運動する時間を作ってください。

もし、通勤中にひと駅分歩くことを運動にしたいならば、ウォーキングシューズに履き替えて、息がはずむぐらいの早足で歩いたり、コースに上り坂や歩道橋の階段などを取り入れて、負荷を上げる必要があります。

ここまでやれば、運動になると言えるでしょう。

A.

ひと駅分歩いてもたいした運動にはなりません。むしろ、「ひと駅分歩いているから大丈夫」と思って、ほかに運動しなくなってしまうことが心配です。

Q. 運動すると疲れてしまうのが嫌です。疲れない運動はありませんか？

運動をしたくないという人に理由を聞くと、「疲れることをしたくない」という答えが返ってくることがよくあります。

ですが、そういう人ほど、運動で体を疲れさせる必要があると言えるでしょう。

実は、どれぐらい運動すると健康になれるか、という指針が、米国スポーツ医学会（ACSM）から出ています。

その指針を見ると、1978年の段階では、「中～高強度の有酸素運動を1回に20～60分、週に3～5回行うとよい」となっていました。ところが、2007年に刷新されたガイドラインでは、「中～高強度の身体運動を週5日最低限行うことを推奨する」と変わったのです。

30年ほど経って、より多くの運動をしなければ健康にならないと言われるようになった理由は、世の中が便利になり、日常生活の中で身体活動量が減ったことも一因でしょう。

1日の中で歩く距離が短くなり、すぐ近くのコンビニまで車で行くようになったり、買い物はネットで済ませて外出する機会が減ったりしています。

そんな世の中ですから、意識して運動で体を疲れさせなければ、健康を損なうリスクが高くなってしまいます。

疲れるのが嫌なのであれば、ぜひ、自分がやっていて楽しいと思える運動を見つけてください。

A. 運動は疲れるから健康につながるのです。疲れる運動をしましょう。

Q. 運動すると膝が痛くなってしまうので、運動できません。どうすればいいですか？

年を取って膝が痛くなる原因の多くは、「変形性膝関節症《へんけいせいひざかんせつしょう》」です。

膝の関節にあってクッションの役割を果たしている軟骨が少しずつ削れ、そのカスがたまって炎症が起きると、膝が痛くなります。また、ひどくなると、軟骨がすり減って骨が露出し、骨同士がこすれ合って強い痛みが発生するのです。

膝が痛いと運動どころではない、と思うかもしれませんが、膝に負担がかからないように運動することによって、炎症が解消される効果が期待でき、痛みを軽減させることができます。

椅子に座った状態で片方の膝を曲げ伸ばしする体操などがいいでしょう。

また、女性の場合、若くても運動したときに膝が痛くなることがあります。

筋力に乏しいと、関節への衝撃が十分に吸収できないので、膝への負担が大きくなってしまうのです。

膝に痛みが出ないように筋トレを行って、脚の筋力をつけるようにしましょう。

ただし、運動できないほど変形性膝関節症がひどくなっている場合は、十分に注意し、医師の指示に従ってください。

A. **適切な運動によって膝の痛みを取りましょう。また、筋力をつけて膝関節を守るようにしましょう。**

Q. 食後に運動しないほうがいいですよね？ 学生のころ、部活では食後のトレーニングは避けていました。

「食後に運動しないほうがいい」と思っている人は意外と多いでしょう。

学生のころ部活の合宿でトレーニングした経験のある人は、昼食のあとは運動せず、休憩の時間が設けられていたことを覚えているかもしれません。

食事の直後は、食べ物を消化・吸収することに体が注力していますから、運動しようとしてもパフォーマンスが上がらないでしょう。通常は、食後1～2時間は運動を避けたほうが無難です。

しかし、運動する目的によっては、食後に運動することが効果的である場合もあります。例えば、糖尿病の予防です。

糖尿病を予防するためには、1日のうちで血糖値の変動を小さくすることが大切です。

血液中のブドウ糖の濃度（血糖値）が上がると血管に負担がかかり、それが積もり積もって様々な合併症を引き起こすからです。

食事をすると血糖値が上がります。血糖値のピークは食後1時間以内にくるので、食後1時間以内に運動して血液中のブドウ糖を使えば、血糖値を下げることができます。

健康診断などで血糖値が高めに出て糖尿病が心配という人は、ぜひ食後の運動を取り入れて予防しましょう。

A. 運動の目的によって運動するタイミングが決まります。糖尿病を予防するためには、食後に運動するのが効果的です。

『国民健康・栄養調査』厚生労働省（2017年）

『国民生活基礎調査』厚生労働省（2016年）

『EBMスポーツ医学』宮永豊総監訳（西村書店）

『ウォーキングブック』宮下充正（BOOK HOUSE HD）

『運動処方の指針　原書第7版』（南江堂）

『運動処方の指針　原書第8版』（南江堂）

『肩こり・頸部痛クリニカルプラクティス』中村耕三編集（中山書店）

『患者さんのむくみ、ちゃんと診ていますか？』松尾汎編集（日本医事新報社）

『更年期医療ガイドブック』日本更年期医学会編（金原出版株式会社）

『骨粗鬆症の予防と治療ガイドライン 2015年版』骨粗鬆症の予防と治療ガイドライン作成委員会編集（ライフサイエンス出版株式会社）

『骨粗鬆症のマネジメント』松本俊夫編集（医薬ジャーナル社）

『最新版 悩んでないで、スッキリ解決！ だって更年期なんだもーん 治療編』善方裕美（主婦の友社）

『柔軟性の科学』マイケル・J. オルター（大修館書店）

『食欲の科学』櫻井武（講談社ブルーバックス）

『専門医が治す！ 自律神経失調症』久保木富房監修（高橋書店）

『ロコモティブシンドロームのすべて』中村耕三、田中栄：監修　大江隆史、葛谷雅文、星野雄一編集　日本医師会発行（診断と治療社）

参考文献

ACOG Committee Opinion No. 650: Physical Activity and Exercise During Pregnancy and the Postpartum Period. Obstet Gynecol, 2015. 126(6): p. e135-42.

Daniela Guarino, Monica Nannipieri, Giorgio Iervasi, Stefano Taddei, Rosa Maria Bruno. *The Role of the Autonomic Nerveous System in the Pathophysiology of Obesity.* Front Physiol. 2017.8:665

Goto K1, Ishii N, Sugihara S, Yoshioka T, Takamatsu K., *Effects of resistance exercise on lipolysis during subsequent submaximal exercise.* Med Sci Sports Exerc. 2007 Feb;39(2):308-15.

Michelle Brasure, Priyanka Desai, Heather Davilla, Vistoria A. Nelson, Collin Calvert, Eric Jutkowitz, Mary Butler, Howrd A. Fink, Edwaed Ratner, Laura S. Hemmy, J. Riley McCarten, Terry R. Barclay, Robert L. Kane. *Physical Activity Interventions in Preventing Cognitive Decline Alzheimer-Type Dementia.* Ann Intern Med. 2018;168(1):30-38

Volpi E1, Mittendorfer B, Rasmussen BB, Wolfe RR., *The response of muscle protein anabolism to combined hyperaminoacidemia and glucose-induced hyperinsulinemia is impaired in the elderly.* J Clin Endocrinol Metab. 2000 Dec;85(12):4481-90.

Yoshimura N1, Muraki S, Oka H, Mabuchi A, En-Yo Y, Yoshida M, Saika A, Yoshida H, Suzuki T, Yamamoto S, Ishibashi H, Kawaguchi H, Nakamura K, Akune T., *Prevalence of knee osteoarthritis, lumbar spondylosis, and osteoporosis in Japanese men and women: the research on osteoarthritis/osteoporosis against disability study.* J Bone Miner Metab. 2009;27(5):620-8.

小川智弘．　下肢静脈瘤の疫学・治療法の歴史．　日本医事新報 .2016;4824:24-27

笹月静．　がんのリスク・予防要因 - 世界と日本 -.　Nippon Rinsho. 2017;75(8):78-83

佐藤智子．　更年期障害治療法の選択　漢方 and/or HRT、エクオール．　産婦人科漢方研究のあゆみ . 2018;35: 19-23

三宅秀彦 , 川端伊久乃 , 中井章人 . 妊娠中のスポーツ活動 妊婦スポーツの安全管理基準 . 日本臨床スポーツ医学会誌 , 2010;18(2):216-218.

[著者]　**中野ジェームズ修一**（なかの じぇーむず しゅういち）

スポーツモチベーション CLUB100最高技術責任者
PTI 認定プロフェッショナルフィジカルトレーナー
米国スポーツ医学会認定運動生理学士（ACSM/EP-C）

フィジカルを強化することで競技力向上や怪我予防、ロコモ・生活習慣病対策などを実現する「フィジカルトレーナー」の第一人者。元卓球選手の福原愛さんやバドミントンのフジカキペアなど、多くのアスリートから絶大な支持を得る。2014年からは青山学院大学駅伝チームのフィジカル強化指導も担当。早くからモチベーションの大切さに着目し、日本では数少ないメンタルとフィジカルの両面を指導できるトレーナーとしても活躍。東京・神楽坂の会員制パーソナルトレーニング施設「CLUB 100」の技術責任者を務める。『世界一伸びるストレッチ』（サンマーク出版）、『青トレ 青学駅伝チームのコアトレーニング＆ストレッチ』（徳間書店）、『医師に「運動しなさい」と言われたら最初に読む本』（日経 BP）などベストセラー多数。

[監修者]　**伊藤恵梨**（いとう えり）

慶應義塾大学医学部スポーツ医学総合センター所属

2011年高知大学医学部卒。慶應義塾大学医学部スポーツ医学総合センターなどを経て、整形外科専門医の資格を取得。スポーツ選手や愛好家の怪我だけでなく、全身を診ることができる医師を目指し、婦人科などでの研修も行っている。

カバー写真　Westend61 / Gettyimages
本文イラスト　内山弘隆

初出　日経 Gooday

女性が医師に「運動しなさい」と言われたら最初に読む本

2019年7月16日　第1版第1刷発行
2019年9月17日　第1版第3刷発行

著　者　中野ジェームズ修一
監　修　伊藤恵梨
発行者　南浦淳之
発　行　日経BP
発　売　日経BPマーケティング
〒105-8308　東京都港区虎ノ門4-3-12
https://gooday.nikkei.co.jp/
装　丁　小口翔平＋喜來詩織（tobufune）
本文デザイン　山之口正和（tobufune）
編　集　竹内靖朗
執筆協力　高島三幸、松尾直俊
制作　アーティザンカンパニー
印刷・製本　大日本印刷株式会社

ISBN 978-4-296-10308-9

本書籍に関するお問い合わせ、ご連絡は下記にて承ります。
https://nkbp.jp/booksQA